医用工学

―医療技術者のための電気・電子工学―

若松 秀俊
本間 達 著

第2版

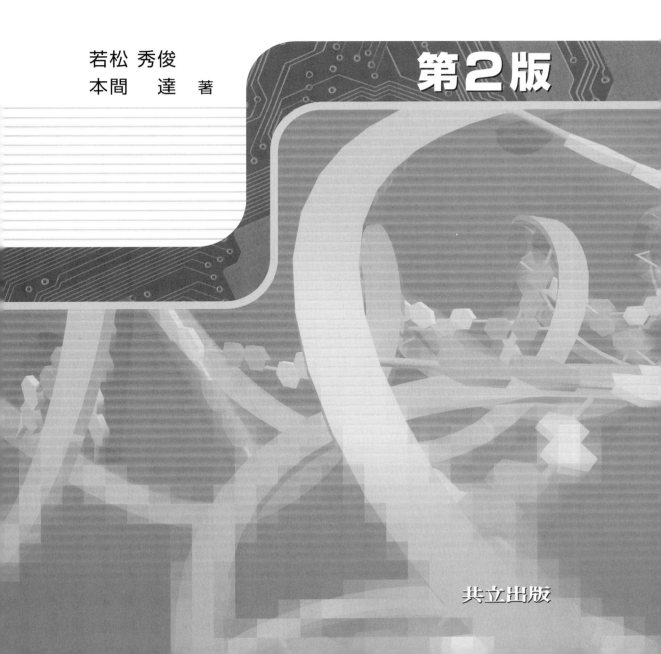

共立出版

第2版によせて

　本書の初版刊行から12年余になる．幸いにして，教科書あるいは参考書として利用されて，定期的に増刷が繰り返されているのは著者らの大きな喜びである．ところで，初版時には電気回路記号に関するJISの新しい規格（JIS C 0617）がすでに制定され，義務教育の教科書等では新記号を用いた回路図が掲載されていたことを記憶している．それにもかかわらず，本書では旧規格（JIS C 0301）の電気回路記号で図表を作成した．これは，当時の本書の利用者が旧規格での教育を受けた世代であったことと，国家資格試験に出題される回路図が受験生に配慮して旧規格で作成されていたからであった．以後，新規格での教育を受けた世代が本書を利用するようになったが，参考書や過去問には依然として旧規格で作成された回路図が掲載されていたので，本書の回路図も旧規格のままで不都合がなかったようであった．

　しかし，年次進行とともに，旧規格の回路記号が大部分の学生に馴染みのないものとなり，国家資格試験にも旧規格の電気回路図が見られなくなってくると，そうも言っていられなくなってきた．特に形状の変化が大きかった抵抗器の記号は，講義で説明しているにもかかわらず，学生が新しい記号を義務教育の頃から刷り込まれているためか，旧記号では抵抗器として認識できないこともあり，電気回路全般の理解が進まないなど，いろいろと不都合を生じるようになってきた．

　これらの経緯から，本書に掲載した電気回路図を新規格に準拠して変更することにした．ただし，依然として使用されているオペアンプや論理回路の記号など，旧規格やMILの記号については，そのまま使用することにした．したがって，変更したのは主に電気抵抗やスイッチの記号であり，これにより義務教育との整合性がとれ，学生の理解もより容易になることと思われる．

　ところで，臨床検査技師の国家資格試験は出題基準が変更され，五選択一もしくは五選択二の解答形式に統一されるようになり，新しい問題パターンも見られるようになってきた．さらに，項目ごとの問題演習ができる方が学習に都合が良いなどの意見も寄せられてきたことから，演習問題も見直すことにした．具体的には，項目ごとに問題を整理し，できるだけ多くの出題パターンを網羅した．また，円滑に問題演習ができるように，できるだけ詳細な解説を心がけ，本文に戻らなくても一定程度の学習が可能なようにした．

　しかし，本書の改版に当たっても本文については，ほとんど変更を行わなかった．というのは電気の基礎理論の，特に医療従事者に学んでほしい基礎的な部分から段階的説明が主であったので，理解に支障がないとの判断によるものである．ところで，医用機器やこれを構成するセンサなどについては加筆も考えられたが，すでにそれに特化した成書がいくつかあることも考慮し，あくまでも

本書ではそれらの内容を理解するために必要な基礎的な電子・電気回路やデジタル回路の知識を習得するという位置づけを維持することにした．

2016年10月吉日

著　者

まえがき

　本書は医療を志す者，とくに臨床検査技師，臨床工学技士，診療放射線技師を目指す学生が，現行の限られた学習時間内に行う実習を通して，関連ある理論的裏付けを修得し，最終的に国家試験にも対応できるように構成した医用工学の教科書である．

　具体的には，電気・電子回路の基礎から生理特性の測定までの理論と実習を重視し，電気的な安全性とそのための管理法を理解できるような構成になっている．その際，日常的に医療機器を扱う上で，その起こり得る障害と患者の安全に対する配慮および保護に関して，最も患者に身近な存在である医師や看護師にとっても必要不可欠な事項を取り上げるよう試みた．すなわち，現行のカリキュラムと学校制度では，医師や看護師がこれらの関連する知識を修得する機会がないことをも考慮し，臨床の現場で機器取り扱い上の安全や有効活用に十分に役立つことを念頭において本書を構成した．

　それゆえ，実際に遭遇する具体的なテーマの実習を念頭に置き，それを足がかりにして，学問的にも興味をもてるような背景と原理を最初に解説する．そしてこれを学習した後，すぐに実習で確かめられるような構成をとっている．さらに，実習テーマを実施して得られた結果を自力でまとめ，それを主張できる力を養う．そのための検討や思考に必要な理論的背景とよく見られる結果や陥りやすい盲点を網羅し，復習できるように意図してある．1章では電気回路の基本，2章では電子デバイスの基礎となる半導体として，ダイオードとトランジスタを述べる．また電子回路の設計に当たってトランジスタをどのように見れば良いのかを述べる．3章ではアナログ回路に決定的進歩をもたらした演算増幅器，4章では現在の電子計算機を支えるデジタル回路，そして生理量の測定の実際を通して，これらの学習を情報処理の課題に連ねることを意図している．

　実習については上記の意図を包括し，直接的に背景となる理論とともに方法を記述した．内容は，最初に実習の重要性と測定，結果の表現法，次に，①電気回路を構成する素子や物理量の測定の理論的背景と回路の性質，②生理量の測定と電気的安全性，③電子回路の構成要素としての半導体，④トランジスタの動作原理と増幅の概念，⑤直流増幅に関するアナログIC，⑥論理回路に関するデジタルICについて必要と思われる部分を集中的に取り上げた．すなわち，本書は医療分野の各業務を全うできるためのエレクトロニクスや安全上の技術に必要な基礎的知識を，理解の順序を十分に考慮して解説を心がけたものである．

　それゆえ，理論については数学的論述を背景とする難解な説明よりは，直感的に理解，納得できるように，図を多用するなど説明の方法を工夫した．

　なお，実習項目については，上記の主題に関する以下の課題を取り上げた．

① 測定器の使用法（テスタとオシロスコープ），医用機器の安全，脈波の測定，CR回路の特性
② ダイオードの特性，トランジスタの特性，増幅回路の設計
③ オペアンプを用いた演算，差動増幅器における同相弁別比の測定
④ 組み合わせデジタル回路の性質

また，これらを経験した後で報告書をまとめるに十分な内容と実務に対応できるような配慮をした．そして，最終的に医学を学ぶ者の共通の目標でもある国家試験について過去の出題を参考に出題者の狙いと背景の理論を解説した．

本文中の内容は，テーマによっては説明の過多の部分があり，たとえばダイオードやトランジスタのバリエーションまでわかるように配慮した．もちろん，限られた紙数内で真に必要とする知識の修得には，必ずしも多数の名称やバリエーションを必要としないし，本質を簡潔に体系的に解説するのが最善であることは誰の目にも明らかであるにもかかわらず，現状の医学の分野で必要とされる医療機器に登場するようなデバイスの名称を部分的にではあるが，あえて付録に羅列的な知識であっても採り上げてみた．

2003年11月

著　者

目　　次

1章　電気回路の基礎　　1
1.1　電気の基礎　　1
- 1.1.1　電気現象とは　　1
- 1.1.2　電　　流　　1
- 1.1.3　電　　界　　2
- 1.1.4　電　　圧　　2
- 1.1.5　電　　力　　2
- 1.1.6　商 用 交 流　　3
- 1.1.7　回　路　図　　5
- 1.1.8　三 相 交 流　　5
- 1.1.9　変　圧　器　　8
- 1.1.10　電圧計・電流計・検流計　　8
- 1.1.11　基　　板　　10
- 1.1.12　電気による事故　　11
- 1.1.13　医用機器の安全対策　　13

1.2　抵　　抗　　16
- 1.2.1　電気抵抗とは　　16
- 1.2.2　合成抵抗と電流・電圧の計算　　17
- 1.2.3　キルヒホッフの法則　　19
- 1.2.4　ホイートストン・ブリッジ　　21
- 1.2.5　ジュール熱　　22
- 1.2.6　コンダクタンス　　23
- 1.2.7　電池の内部抵抗　　23

1.3　コンデンサ　　24
- 1.3.1　コンデンサの原理　　24
- 1.3.2　コンデンサの接続　　25
- 1.3.3　コンデンサの蓄積エネルギー　　26
- 1.3.4　コンデンサと交流電圧　　28

1.4　コ　イ　ル　　29
- 1.4.1　コイルとは　　29
- 1.4.2　コイルと電磁石　　30
- 1.4.3　電 磁 誘 導　　30
- 1.4.4　自己誘導と相互誘導　　31
- 1.4.5　コイルと交流電圧　　33

- 1.5 CR 回路 ········· 34
  - 1.5.1 CR 直列回路の記述 ········· 34
  - 1.5.2 CR 回路の R 端子の応答特性 ········· 35
  - 1.5.3 CR 回路の C 端子の応答特性 ········· 38
- 1.6 LR 回路 ········· 39
  - 1.6.1 LR 直列回路の記述 ········· 39
  - 1.6.2 LR 回路の L 端子の応答特性 ········· 40
  - 1.6.3 LR 回路の R 端子の応答特性 ········· 42
- 1.7 LC 回路 ········· 44
  - 1.7.1 LC 直列回路 ········· 44
  - 1.7.2 LC 並列回路 ········· 44
  - 1.7.3 LC フィルタ回路 ········· 45
- 1.8 RLC 共振回路 ········· 46
  - 1.8.1 RLC 直列回路 ········· 46
  - 1.8.2 RLC 並列回路 ········· 47
  - 1.8.3 共振回路の応用例 ········· 48
- 実習の準備 ········· 49
- **実習 1** テスタの使用法 ········· 57
- **実習 2** 医用機器の安全 ········· 62
- **実習 3** 脈波の測定 ········· 64
- **実習 4** CR 回路の特性 ········· 65

2 章　電子回路の基礎　69

- 2.1 ダイオード ········· 69
  - 2.1.1 半導体とは ········· 69
  - 2.1.2 ダイオードとは ········· 70
  - 2.1.3 ダイオードの動作原理 ········· 70
  - 2.1.4 PN 接合のもつコンデンサの性質 ········· 71
  - 2.1.5 ダイオードを用いた整流回路 ········· 73
- 2.2 トランジスタ ········· 76
  - 2.2.1 トランジスタとは ········· 76
  - 2.2.2 トランジスタの動作原理 ········· 76
  - 2.2.3 トランジスタの特性 ········· 79
  - 2.2.4 等価回路を用いたトランジスタ回路の解析 ········· 83
  - 2.2.5 利得の単位 ········· 88
  - 2.2.6 電界効果トランジスタ ········· 89
  - 2.2.7 トランジスタの利用法 ········· 91
- **実習 5** ダイオードの特性 ········· 93
- **実習 6** トランジスタの静特性 ········· 95
- **実習 7** トランジスタによる増幅器の設計 ········· 97

3章　オペアンプ　　99

3.1　オペアンプの基礎　　99
3.1.1　オペアンプとは　　99
3.1.2　差動増幅回路　　99
3.1.3　オペアンプの表記　　100

3.2　オペアンプの基本特性　　101
3.2.1　オペアンプの特性　　101
3.2.2　オペアンプの出力電圧　　102

3.3　オペアンプを使用する基礎回路　　104
3.3.1　反転増幅回路　　104
3.3.2　非反転増幅回路　　105
3.3.3　微分回路　　105
3.3.4　積分回路　　106
3.3.5　加算回路　　107
3.3.6　減算回路　　108
3.3.7　整流回路　　109
3.3.8　ボルテージホロワ回路　　109
3.3.9　増幅回路の増幅率の調整法　　110

実習 8　オペアンプを用いた演算　　113
実習 9　差動増幅器における同相弁別比の測定　　115

4章　ゲート回路と論理演算　　119

4.1　論理演算と回路　　119
4.1.1　論理回路と電子回路　　119
4.1.2　論理の基礎　　120

4.2　論理演算と電子回路　　122
4.2.1　AND 演算　　122
4.2.2　OR 演算　　123
4.2.3　NOT 演算　　124
4.2.4　NAND 演算　　125
4.2.5　NOR 演算　　126
4.2.6　EXOR 演算　　127
4.2.7　EXNOR 演算　　128
4.2.8　論理回路の組み合わせ　　129

4.3　ブール代数　　131
4.3.1　基本定理　　131
4.3.2　基本公式の応用例　　131

4.4　演算回路の構成　　132
4.4.1　論理回路による演算　　132
4.4.2　半加算器　　132

		4.4.3	全加算器 ·································	133

        4.4.3　全 加 算 器 ·· 133
        4.4.4　加算器の構成 ·· 133
  4.5　フリップフロップ回路 ·· 133
        4.5.1　R–Sフリップフロップ ······································ 134
        4.5.2　Tフリップフロップ ·· 134
        4.5.3　Dフリップフロップ ·· 135
        4.5.4　J–Kフリップフロップ ······································ 137
        4.5.5　2進カウンタ ·· 138
        4.5.6　10進カウンタ ··· 139
  4.6　マルチバイブレータ ·· 140
        4.6.1　無安定マルチバイブレータ ·································· 140
        4.6.2　単安定マルチバイブレータ ·································· 141
  4.7　シュミット・トリガ回路 ·· 141
  実習10　組み合わせデジタル回路の性質 ······························· 143
  実習11　マルチバイブレータの基礎 ··································· 145
  実習12　シュミット・トリガ回路の基礎 ······························· 147

付　録 ··· 149
国家試験のための医用工学演習問題 ······································ 167
医用工学演習問題解答 ·· 180
国家試験案内 ··· 189
参考文献 ··· 193
索　引 ··· 195

1章　電気回路の基礎

1.1　電気の基礎

1.1.1　電気現象とは

電気 (electricity) の語源は琥珀 (エレクトロン：希[1]) である．これは琥珀をギリシャの宝石商人が布で磨くときに，琥珀が羽毛などを引き付ける静電気 (static electricity) 現象に由来する．

電気の元になる電子 (electron：英) は陽子 (proton) とともに原子[2] (atom) を構成する (図 1.1)．電子は負の電荷 (electric charge) をもっており，陽子は正の電荷をもつ．電子のもつ電荷量は 1.602177×10^{-19} [C] である．電子は陽子の約 1/1840 の質量であるので，比較的自由に動きやすい．一般的には，自由電子 (free electron) の運動状態の物理的性質を電気現象と呼ぶ．

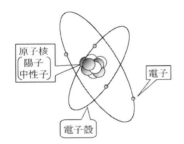

図 1.1　原子の構造

1.1.2　電　　流

自由電子は電気的な力の作用がないときには任意の方向に運動しており，運動の総和は 0 となるが[3]，電界や磁界が作用して自由電子が一定方向に動く．この現象を電流 (electric current) という．電流の向きが常に一定のとき直流 (DC, direct current) といい，時間の経過とともに電流の方向が変化するものを交流 (AC, alternating current) という．たとえば乾電池のように化学反応を利用して電気を取り出すものは直流の電源であり，家庭のコンセントから得られる電流は交流の電源からのものである．

1 秒間に 1[C](coulomb，クーロン) の電荷が移動したとき，すなわち約 6.24×10^{18} 個の電子が通過するとき，1 [A](ampere，アンペア) の電流が生じたと定義する．電流は＋から－に流れると定義

---

[1] ギリシャのことを漢字では希臘と表記する．
[2] 原子は物質を形成する基本単位であり，人工的に作り出されたものも含めて地球上に 115 種類が確認されている．
[3] 方向と大きさをもつベクトルとしてみた運動量の総和が零になることをいう．

されているが，電子は−から＋に移動する．すなわち，電流の流れる方向と，電子の移動する方向は逆である．これは電流の流れる方向を定義したのち，電子の運動の研究が進んだことによる混乱である (図 1.2).

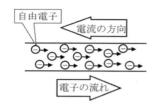

図 1.2　電子の運動と電流の方向

1.1.3　電　界

空間内に電荷が存在するとき，正と正もしくは負と負という同種の電荷同士は反発する力を生じ，正と負のような異種の電荷同士は引き合う力を生じる．このように電荷の周囲の空間には他の電荷に影響する力の場が形成される．これを電場もしくは電界 (electric field) という (図 1.3).

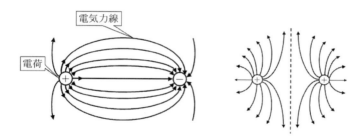

図 1.3　電界の様子

1.1.4　電　圧

電荷が空間に力を及ぼすとき，電荷の強さと電荷からの距離に応じた電場のポテンシャル (potential)，もしくは保存力[4]を生じる．これを静電ポテンシャルもしくは電位という．電位とは理論上は無限の遠方から単位電荷を運ぶために要する仕事量で表される (図 1.4).

電圧 (voltage) は 2 点間の電位差のことである．電位差の SI 単位は J/C で，V(volt，ボルト) で表す．なお乾電池の電圧は 1.5[V] であり，Ni-Cd 二次電池の電圧は 1.2[V]，家庭用のコンセントからの電圧は 100[V] である．

1.1.5　電　力

電気が行う仕事の大きさは単位時間当たりの仕事量，すなわち仕事率 (power) で表す．これを電力 (electric power) といい，W(watt，ワット) で表す．

---

[4] 経路に関係なく仕事量が決まるような力をいう．

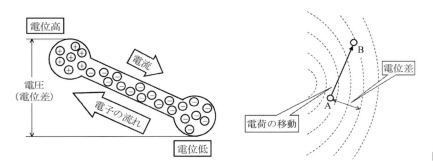

図 1.4 電圧の概念

電力 P[W] は電圧 E[V] と電流 I[A] の積として以下の式で求められる．

$$P = E \times I \tag{1.1}$$

1.1.6 商用交流

電力会社が供給している電気は交流である．これは，電磁誘導作用[5] (electromagnetic induction) を応用した発電機 (generator) によって電気を作り出しているからである．

発電機は効率を上げるためにタービン (turbine) の回転を利用してコイルを回転している．コイルが 1 回転すると 1 周期の正弦波が生じる (図 1.5)．1 秒間に表れる正弦波の数を周波数という．周波数の単位は Hz(hertz，ヘルツ)[6] を用いる．なお，日本の商用交流の場合，大井川以西では 60[Hz] であり，大井川以東では 50[Hz] である．これら 2 つの電力系統は直流に変換された形で接続されている．

時刻 t におけるコイルを貫く磁束[7]の変化率，すなわち発電機の起電力 E[V] は以下の式で表される．これは瞬時の値を表しているので，瞬時値という．

$$E = E_{\max} \sin(\omega t) = E_{\max} \sin(2\pi f t) \tag{1.2}$$

ただし $E_{\max}$[V] は発電される電圧の最大値，ω[rad/s] は角周波数で発電機の回転の角速度に相当する．f[Hz] は周波数である．

なお，電圧の表し方として，$[V]_{P-P}$ を用いることがある．これは Peak to Peak，すなわち正弦波の頂点から頂点までを表し振幅の 2 倍となる．

A 交流の実効値

交流の場合，時々刻々電圧と電流の値が変化する．そこで，商用交流[8]のように正弦波状に変化する場合，実効値 (effective value) でいうことが普通である．実効値とは，交流の仕事量，すなわち

---

[5] 磁界の中でコイルとの相対運動によりコイルに起電力を生じる作用のこと．
[6] 周期のことをサイクル (cycle) ともいうので，以前は c/s(cycle per second) も使われていたが，現在ではヘルツで統一されている．
[7] 磁力線の束のことで詳しくは「1.4.3 電磁誘導」を参照
[8] 家庭用コンセントから取り出せる交流を商用交流と呼ぶ．

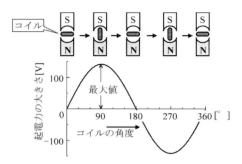

図 1.5　交流電圧の波形

発生する熱量に換算し，1 周期当たりの平均値として算出した値である．

　すなわち，電圧の実効値 E_e[V]，および電流の実効値 I_e[A] は電圧の最大値 E_{max}[V]，および電流の最大値 I_{max}[A] を用いて，T を周期とするときそれぞれ以下の式で表される．

$$E_e = \sqrt{(1/T)\int_0^T (E_{max}\sin\omega t)^2\, dt} = E_{max}\big/\sqrt{2} \tag{1.3}$$

$$I_e = \sqrt{(1/T)\int_0^T (I_{max}\sin\omega t)^2\, dt} = I_{max}\big/\sqrt{2} \tag{1.4}$$

　上式より，実効値は最大値の $1/\sqrt{2}$ なので，一般家庭に配電されている電気は実効値 100[V] であり，最大値はこれを $\sqrt{2}$ 倍した 141[V] である (図 1.6)．

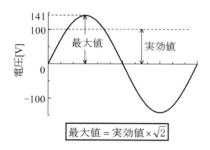

図 1.6　交流の絶対値と実効値

B　交流の電力

　交流に関する電力 S[VA] を直流の場合と同様に，電圧の実効値 E_e[V]，および電流の実効値 I_e[A] を用いて，以下の式のように求めたものを皮相電力という．

$$S = E_e \times I_e \tag{1.5}$$

　交流の場合，抵抗・コンデンサ・コイルなどが複雑に接続した回路に電流を流すと，電圧と電流の位相差 θ が生じて電力を消費しない場合がある．負荷に対して仕事をするために利用される電力を有効電力といい，負荷で消費されない電力を無効電力という．

有効電力 P[W] および無効電力 Q[var] は皮相電力 S を用いて以下の式で表される．

$$P = (E_e \times \cos\theta) \times I_e = S \times \cos\theta \tag{1.6}$$

$$Q = (E_e \times \sin\theta) \times I_e = S \times \sin\theta \tag{1.7}$$

ここで，$\cos\theta$ を力率といい，皮相電力のうち有効に使われる電力の割合，すなわち有効電力の割合に等しい．

皮相電力は形式的に，直流電力の算出式から得られたものであり，有効電力と意味が異なるので単位は VA(volt ampere, ボルトアンペア) を用いる．また無効電力の単位は var(バール) を用いる．これは Volt Ampere Reactive の頭文字を取って作られた単位である (図 1.7)．

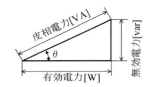

図 1.7　皮相電力・有効電力・無効電力の関係

1.1.7　回 路 図

電気回路とは，電源を接続して回路素子とその結線の中で電子の流れが生じる道筋である．これによって電荷が蓄えられたり，熱を発生したり，磁界を生じるなど電磁気学的現象が生じる．記号で表した電気記号（回路素子）を用いて電気回路を記述すると素子の接続や電流・電圧の状態が理解しやすい．電気回路を記号で描いた機構図を回路図または結線図とよぶ (表 1.1：次頁)．

電源，真空管など電子管，トランジスタなど半導体のようなエネルギー供給可能な回路素子を能動素子とよぶ．回路理論で扱うような，電源と抵抗・コンデンサなどの受動素子のみで構成する回路を電気回路といい，電子管や半導体能動素子の入った回路を電子回路というが，日常的には混同して使われる．

1.1.8　三 相 交 流

A　三相交流の原理

一般家庭などのコンセントに供給される交流を単相交流という．単相交流は負荷に電流を送るのに 2 本の電線を必要とする．これに対して，大きな電流を扱う場合などに利用される三相交流 (three-phase current, triphase current) がある．通常の発電機はコイルが 1 つであるが，三相交流の発電機では 3 つのコイルを図 1.8 のように $2\pi/3$[rad]($120°$) ずつ角度をずらして組み合わせている．この発電機で発電すると，位相が $2\pi/3$[rad]($120°$) ずつずれた 3 組の正弦波が出力される．3 組の正弦波は周期が等しく，最大電圧が等しい．

表 1.1 基本的な電気記号

電気部品	回路記号	電気部品	回路記号
直流電源		交流電源	
スイッチ		抵抗	
半固定抵抗		可変抵抗	
コンデンサ		電解コンデンサ	
半固定コンデンサ		可変コンデンサ	
コイル		トランス	

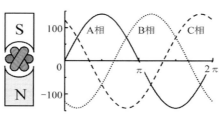

図 1.8 三相交流の概念

B 三相交流の利点

三相交流によって電力を供給される負荷には，3つの等しい負荷[9] が用いられる．3つの負荷それぞれと，位相の異なる3つの起電力を別々につなぐと単相回路が3組でき上がるだけで三相回路とはならない．この時電線は6本必要である．ここで結線を工夫することで，電線を3本減らすことが可能になる．この結線の方法として，星形結線やデルタ結線などがある．

① 星形結線

図1.9のように結線して，負荷から電流が戻る導線3本を1点でまとめたとき，これを星形結線，もしくはスター結線という．

---

[9] 3つの負荷が等しい場合を平衡三相負荷といい，それ以外を不平衡三相負荷という．

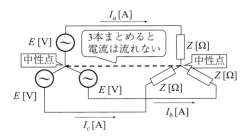

図 1.9 星形結線の概念

電源側の共通点を基準とする各相の相電流 I_a[A], I_b[A], I_c[A] は位相が異なる同じ波形の電流である．このとき，三相の電圧の最大値 E[V]，負荷のインピーダンス[10] を Z[Ω] とすると I_a[A], I_b[A], I_c[A] はそれぞれ $I_a = (E/Z)\sin(\omega t)$, $I_b = (E/Z)\sin(\omega t - \frac{2}{3}\pi)$, $I_c = (E/Z)\sin(\omega t - \frac{4}{3}\pi)$ で表される．したがって，各相の相電流 I_a[A], I_b[A], I_c[A] の和は以下のようになる．

$$I_a + I_b + I_c = \frac{E}{Z}\left\{\sin(\omega t) + \sin\left(\omega t - \frac{2}{3}\pi\right) + \sin\left(\omega t - \frac{4}{3}\pi\right)\right\} = 0 \tag{1.8}$$

すなわち，各線に流れていた電流の代数和がこの共通点で 0 になり，負荷側の共通点との間に電流が生じない．この共通点を中性点とよび，これを結ぶ線を中性線という．中性点間に流れる電流は 0[A] なのでこの間の結線を省略できる[11] ので電線の数をさらに減らすことができる．

② デルタ結線

3 組の単相回路を図 1.10 のように接続し，異なる相の電線を 2 本ずつまとめて三相回路にしたものをデルタ結線 (Δ 結線) もしくは三角結線という[12]．この結線では負荷に加わる相電圧が電源の線間電圧に等しい．

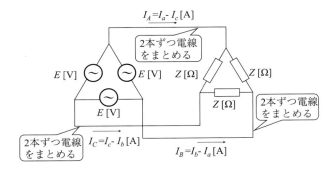

図 1.10 デルタ結線の概念

---

[10] 交流 (交番電流) に対する電流阻止能力をいい，周波数に依存する定数である．直流に対する抵抗に相当する．交流に対する負荷 (電気抵抗) をインピーダンスという．詳細は 1.5.1 項および 1.6.1 項を参照．
[11] 電源，負荷ともに平衡がとれているときのみに成り立つ．
[12] 理論上は三相交流が単相の組み合わせで作られるだけで，実際は三相で発電，三相か単相で消費される．

1.1.9 変圧器

鉄心に2つの巻き数の異なる一次コイルと二次コイルを巻き，一次コイルに電流を流した瞬間，もしくは電流を止めた瞬間に二次コイルに電流が流れる．このように一方のコイルに流れる電流が変化すると他方のコイルに起電力を生じる相互誘導作用[13]により，交流では電圧を変換することができる．電圧を変換するためのコイルを組み合わせた装置を変圧器 (transformer，トランス) という (図1.11)．

一次コイル側の電圧を一次電圧，二次コイル側の電圧を二次電圧といい，一次電圧 E_1[V]，二次電圧 E_2[V] と一次コイルの巻き数 N_1，二次コイルの巻き数 N_2 の間には以下の関係が成立する．

$$\frac{E_1}{E_2} = \frac{N_1}{N_2} \tag{1.9}$$

このとき，E_1/E_2 を変圧比，N_1/N_2 を巻数比，もしくは巻線比という．

変圧器では電圧を変換するが，電力は $E_1 I_1 = E_2 I_2$ で一定なので，一次コイル側の一次電流 I_1[A]，二次コイル側の二次電流 I_2[A] の比 I_1/I_2 は N_2/N_1，すなわち巻数比の逆数に等しくなる．また，一次側，二次側のインピーダンスをそれぞれ Z_1[Ω]，Z_2[Ω] としたとき次式が成立する[14]．

$$\frac{Z_1}{Z_2} = \frac{E_1/I_1}{E_2/I_2} = \left(\frac{N_1}{N_2}\right)^2 \tag{1.10}$$

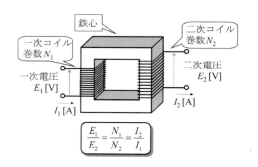

図 1.11　変圧器の概念図

1.1.10 電圧計・電流計・検流計

電圧や電流を測定するために可動コイル形の電流計が用いられる．その原理は，流れた電流に応じてコイルに電磁力が発生し，回転力を生じることによる．このコイルに接続したバネに反対方向の力を生じて力が釣合ったところで停止する構造になっている (図1.12)．

電圧は電流値を適切な抵抗を用いて変換し測定する．

[13) 「1.4.4 自己誘導と相互誘導」の項を参照．
[14) 電力を変更せずに電圧・電流値のみ変換することに注意を要する．また，電力を無駄なく負荷側に供給する際に，インピーダンスの変換に用いられる．巻数の2乗比で一次側から見た二次側の見かけ上のインピーダンス Z_2 が決まる．これを利用して，異なるインピーダンスの回路同士を接続したり，医用機器を電気的に絶縁した形で接続するのに使われる．

なお，小電流を正確に測定できるように作られた電流計が検流計である．ホイートストンブリッジの平衡点付近でのわずかな変化を検出するのに必要である．

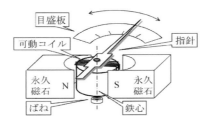

図 1.12 可動コイル型計器の構造

A　電流計の分流

大電流を測定する場合，適切な値の抵抗を可動コイルと並列に接続し，電流の大部分を抵抗に流す．これを分流という．抵抗値が正確にわかっていれば，可動コイルに流れた電流に適切な倍数をかけて全体の電流値を正確に算出できる．これが電流計の分流器である．

内部抵抗 $r[\Omega]$ の可動コイルからなる電流計（便宜上，検流部と呼ぶ）と並列に分流抵抗 $R[\Omega]$ を接続すると，測定対象の回路を流れる電流 $I[A]$ のうち，検流部に流れる電流 $I_r[A]$ と分流抵抗に流れる電流 $I_R[A]$ の関係は以下の式のようになる（図 1.13）．

$$\frac{I_r}{I_R} = \frac{R}{r} \tag{1.11}$$

分流抵抗 $R[\Omega]$ が内部抵抗 $r[\Omega]$ より十分小さいとき，分流抵抗に電流の大部分が流れ，検流部に流れる電流は規格内に収まり，大電流の測定が可能になる．

検流部に流れる電流 I_r と分流器の電流 I_R の配分を $1 : m-1$ となるようにすると，同じ指針の振れで m 倍の測定値を表すことになる．このとき以下の式により分流抵抗 $R[\Omega]$ が決定できる．

$$R = \frac{1}{m-1}r \tag{1.12}$$

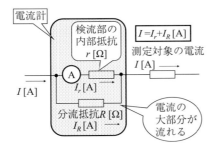

図 1.13 分流の原理

なお，検流部の内部抵抗と分流抵抗の合成抵抗が測定対象の抵抗値と比較して小さいほど，測定対象に影響を与えず，回路中の電流をより正確に測定可能である．

B　電圧計の分圧

電圧計では検流部の内部抵抗 $r[\Omega]$ と電流 $I_r[A]$ の積として電圧 $V_r[V]$ を測定する．この $V_r[V]$ より大きな電圧 $V[V]$ を測定するために検流部に分圧抵抗 $R[\Omega]$ を直列に接続し，それぞれに加わる電圧を $V_r[V]$，$V_R[V]$ とする (図 1.14)．このとき測定すべき電圧 $V[V]$ が以下の式で分圧される．

$$\frac{V_r}{V_R} = \frac{r}{R} \tag{1.13}$$

分圧抵抗 $R[\Omega]$ が内部抵抗 $r[\Omega]$ と比較して十分大きい場合，検流部の内部抵抗に加わる端子電圧が十分小さくなり，大きな電圧が測定可能になる．

検流部にかかる電圧 V_r と分圧器の電圧 V_R の比を $1:m-1$ になるようにすると，同じ指針の振れで m 倍の測定値を表すことになる．すなわち分圧抵抗 $R[\Omega]$ が以下のように決定できる．

$$R = (m-1)\,r \tag{1.14}$$

なお，検流部の内部抵抗と分圧抵抗の合成抵抗が測定対象の抵抗値と比較して大きいほど，測定対象から取り出す電流が少なく影響が小さいのでより正確な測定が可能である．

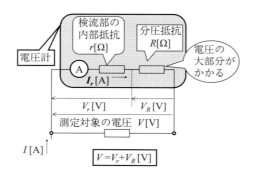

図 1.14　分圧の原理

1.1.11　基　　板

多くの電子回路は，基板と呼ばれるものの上に製作される (図 1.15)．これは厚さ 1〜2[mm] のベーク板やガラス・エポキシ板の表面に銅箔を張り付けたものである．等間隔で穴が空いただけの単純なものから，製作する回路の配線パターンを考えて専用化したものまでさまざまなものがある．表面の銅箔もそのまま利用するものから，銀メッキを施すなどしてノイズ特性を向上したものまでさまざまな処理が施されている．

基板を用いると，比較的簡潔に電子回路を作成することができる．専用化した配線パターンをプリントしたものをプリント基板という．プリントパターンを作成し，全面に張り付けた銅箔を必要な部分だけ残して，残りを薬品で溶かすエッチングによってプリント基板を自作することもできる．

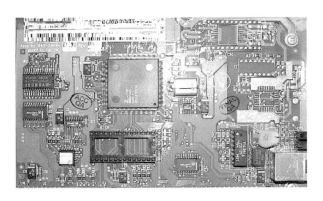

図 1.15 基板上に作成された電子回路

1.1.12 電気による事故

電気は正しく安全対策を施して使えば非常に便利なものであるが，対策を怠るとさまざまな事故の原因になる．事故原因の多くは配線が短絡 (short，ショート) して予定外の部分に過電流が流れることによる．過電流が生じるとジュール熱によって発熱し，火災の原因となる．

電気配線の被覆の老朽化によって，本来絶縁されているはずの部分から電気が漏れることを漏電という．漏電した部分に人間が触ると条件により感電する．これをマクロショック (macroshock) という．この障害は電圧の大きさではなく，人体に流れる電流の大きさによって決まる (表 1.2)．交流の場合，周波数によっても電流のエネルギーが異なるので，周波数も重要な要素である．

体外からではなくカテーテル経由などで，体内から心臓に直接電流が流れて心臓が感電することをミクロショック (microshock) という．ミクロショックが起こす心細動誘起の電流値は数十〜数百 $[\mu A]$ 程度であり，$10[\mu A]$ 以下の電流ならば安全に支障はないといわれている[15]．

表 1.2 マクロショックの電流値と人体反応

電流値 (50 or 60[Hz]，1 秒通電)	反応と影響
1[mA]	感じる程度の電流 (最小感知電流)
5[mA]	手足に流し得る最大の電流 (最大許容電流)
10〜20[mA]	自力で離脱できる限界 (離脱電流)
50[mA]	痛み，気絶，激しい疲労，心臓，呼吸系の興奮
100[mA]〜3[A]	心細動の発生
6[A] 以上	心筋の持続収縮，一時的な呼吸麻痺，火傷

これらの主な対応策として以下のものがあげられる．

---

[15] 人体の皮膚の抵抗値は皮膚の湿り具合によっても変わり，数〜数十 $[k\Omega]$ 程度である．また，人体内部の抵抗値は一般に低く，数 $[k\Omega]$ 程度である．EPR システム (等電位化システム) の設計 (1.1.13 項 C を参照) ではミクロショックで心臓に流れる電流値の決定のために，人体の抵抗を約 $1[k\Omega]$ としている．

A ヒューズ

過電流が生じたとき自分自身が発生するジュール熱によって，溶解して電流を遮断する器具をヒューズ (fuse) という．スズと鉛の合金であり，図 1.16 に示すような形状のものがある．この他，自動車などの電気系保護に用いられるものなどもある．

以前は各家庭の電気配線に必ず存在していたが，最近では次項の遮断器が用いられている．しかし，暖房器などの電気回路には遮断器と組み合わせて用いられている．

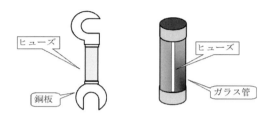

図 1.16 ヒューズの外観

B 遮 断 器

過電流によって電磁石の発する電磁力がある一定の限界を上回るとスイッチを固定する留め金を外し，バネによって回路を切る装置を遮断器 (ブレーカー，breaker) という (図 1.17)．近年では各家庭にはこれが必ず設置されるようになった．

なお，漏電を検出したとき特に動作するものを漏電遮断器といい，洗濯機など漏電が起こりやすい場所に設置したコンセントなどに連動している．

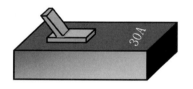

図 1.17 遮断器の外観

C 接　　地

一般に，アースと呼んでいる．埋設，打込みによる接地が普通である．接地極として銅板・銅棒を用い，故障の際に電流を十分に通せる太さと耐久性のある撚り線からなる銅線の使用が原則とされている．接地抵抗は扱う電圧によって異なるが，$100[\Omega]$ を念頭に置けばよい．漏電などのときに感電するのは電気が人体を通って大地に流れるからである．したがって，あらかじめ電気器具と大地を銅線などで接続しておけば漏れた電流が大地に流れるので，人体に流れる割合を大幅に低減して，感電を防止することができる (図 1.18)．接地には目的によって，第 1～3 種接地が電気法規により定められている．医用電気機器では JIS 規格により接地線の色が緑/黄と定められている．

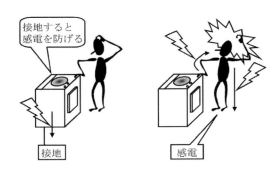

図 1.18 接地の効果

1.1.13 医用機器の安全対策

医学分野への工学技術の導入により，検査・治療の各分野で医療機器が利用されている．医療機器は患者と密接に接触する機会が多く，カテーテルや内視鏡などにより患者体内に直接挿入され使用される場合がある．多くの医療機器は電気により動作するので，電気的な安全対策はきわめて重要であり，保護形式および保護程度により医療機器の分類がなされている．

A 保護形式による医療機器のクラス分類

電撃に対する保護形式により，以下のように医療機器を分類している (表 1.3, 図 1.19)．

① クラス I 機器

保護接地によって漏れ電流の大部分を大地に流し，安全確保をはかる方法に基づいた医療機器をいう．すなわち，1つの端子が接地用に確保されている 3P コンセントを使用して，人が接触する可能性のある金属外枠部分のすべてを接地し，電源からの漏れ電流の大部分を大地に逃がすことにより，患者に電撃を与えないようにする．

② クラス II 機器

二重絶縁によって漏れ電流の増加を防止する方法に基づいた医療機器をいう．人が接触する可能性のある金属外枠部分と電源部の間が基礎絶縁および強化絶縁によって二重に絶縁されている．この場合，電源からの漏れ電流を常に安全な範囲に抑えることができるので保護接地は必要ない．

③ 内部電源機器

外部から隔離した独立した電源により駆動される医療機器をいう．多くの場合，電源は電池によ

表 1.3 医療機器のクラス別と保護手段

級　別	保護手段	追加保護手段	備　考
I 級 (クラス I)	基礎絶縁	保護接地	保護接地設備が必要 接地形 2 極プラグ (3P コンセント)
II 級 (クラス II)		強化絶縁	使用上の設備による制限なし
内部電源機器		内部電源	使用上の設備による制限なし 外部電源に接続できないこと

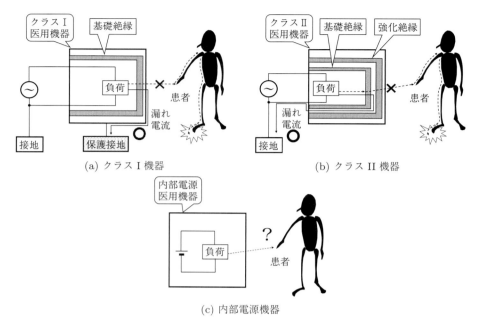

図 1.19 医用機器のクラス分類

るものであり，機器使用上の制限も設備による制限も一切ない．なお，内蔵した電池が充電可能である場合，外部電源に接続できるようになっているが，患者に使用する際には外部電源との接続をはずさなければならない．

B 保護程度による医療機器の型別分類 (表 1.4)

① B 型 (body type)

許容漏れ電流と保護接地接続の信頼性を増強した機器である．患者装着部は非浮遊 (non-floating)[16]である．直接心臓への適用を意図せず，患者の体表または体外で適用するための医療機器がこのタイプに属する．

② BF 型 (body floating type)

浮遊型 (F 型) 絶縁装着部をもち，直接心臓への適用を意図せず，患者の体表または体外で適用するための医療機器がこのタイプに属する．

③ CF 型 (cor floating type)

漏れ電流の許容値を特に厳しく定めた浮遊型 (F 型) 絶縁装着部をもつ医療機器で，直接心臓への適用が許可された医療機器がこのタイプに属する．

C 等電位化システム

人体組織の電気抵抗を 1,000[Ω] とし，ミクロショックの許容電流を 10[μA] とすると人体の両端に加えられる電圧は 10[mV] 以下にしなければならない．そこで，医療機器相互および患者との間の

---

[16] 患者装着部と医療機器の内部にある電子回路が絶縁されている状態を浮遊 (floating) といい，接続している状態を非浮遊 (non-floating) という．たとえば，前者は変圧器やフォトカプラを使って原理的に，漏れ電流をなくしたような回路をいう．

表 1.4 医療機器の型別と適用範囲

型別分類	患者漏れ電流	外部からの入力電流	適用範囲	表示記号
B型	100[μA]	非フローティング	体表のみ適用可	
BF型	100[μA]	フローティング	体表のみ適用可	
CF型	10[μA]	フローティング	直接心臓に適用可	

電位差を 10[mV] 以下に保つために考えられたのが等電位化システム (EPR system, equipotential patient reference system) である．

等電位化システムでは室内に取り付けられた EPR ポイントへ，患者環境[17]に置かれたすべての機器を接地する．EPR ポイントは大地へ接続するが，大地電位になっていることよりも，患者が触れる可能性のあるすべての機器間の電位差が 10[mV] 以下であることに意味がある[18]．

D　安全対策を表す電気的表示記号

医療機器の電気的な安全措置を示すための表示記号が JIS によって定められている．主なものを

表 1.5 医療機器に関する JIS 記号

記号	説明	記号	説明
	交流		OFF(商用電源)
3〜	3相交流		ON(商用電源)
3N〜	3相交流中性導体		スタンバイ(商用電源)
	直流		クラスⅡ機器
	交流および直流		注意 付属文書参照
	接地(大地：機能)		高電圧
	保護接地(大地)		非電離放射線
	等電位化		電離放射線
N	中性線接続点		除細動保護のあるBF型機器
	フレーム接続 シャーシ接続		除細動保護のあるCF型機器

1.2 抵　　　抗

1.2.1 電気抵抗とは

物質には金属のように電流が流れやすいものと，ゴムのように電流が流れにくいものがある．電流が流れやすいものを導体 (conductor)，流れにくい物を不導体 (non-conductor) もしくは絶縁体 (insulator) と呼ぶ．導体の代表的な物として金・銀・銅・鉄・アルミニウム等の金属，塩酸・希硫酸・食塩水などの電解質溶液，カーボン線維などがあげられる．絶縁体にはゴム・塩化ビニル・絶縁ガラス[19]・エボナイト・乾いた紙などがある．

導体も種類によって電流の流れにくさに程度があり，これを電気抵抗 (resistance) という．電気抵抗の大きい物質ほど電流が流れにくい．

抵抗の大きさはΩ(ohm，オーム) を用いて表す．ある導体に 1 [V](volt，ボルト) の電圧をかけて，1 [A](ampere，アンペア) の電流が流れるとき，その導体の抵抗値は 1 [Ω] であるという (図 1.20)．電圧 E[V]，電流 I[A]，抵抗 R[Ω] の間には以下の関係が成り立つ．この関係式をオームの法則 (Ohm's law) という．

$$E = I \times R \tag{1.15}$$

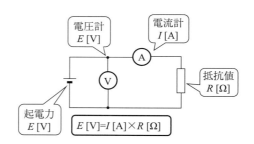

図 1.20　電圧・電流・抵抗の関係

---

[17] 患者から約 2.5[m] 以内の範囲の，患者が接触する可能性がある空間をいう．
[18] このために一箇所にまとめて電位差が生じないような 1 点アースが推奨される．
[19] 酸化ケイ素を基本とするガラスは組成によりさまざまなものがある．化学実験などで用いられる石英ガラス・ソーダ石灰ガラスなどは絶縁体であるが，光学ガラスもしくはクリスタルガラスとして用いられる鉛ガラスは鉛を含有して屈折率を高めており，電流を流す性質をもつ導体である．

1.2.2 合成抵抗と電流・電圧の計算

電気回路では電源に複数の抵抗を接続する．抵抗の接続法には，直列，並列，直並列があり，接続によって生じる見かけの抵抗値を合成抵抗という．

A 直列接続

たとえばクリスマスツリーの電飾のようにたくさんの豆電球をつないだものは，回路図で表すと図1.21のようになる．このような抵抗の接続を直列接続という．

このとき，合成抵抗R[Ω]はR_1[Ω]，R_2[Ω]，R_3[Ω]を用いて以下のように計算できる．直列接続の場合，各抵抗に流れる電流値は等しい．ここで抵抗R_1[Ω]，R_2[Ω]，R_3[Ω]の両端にかかる電圧E_1[V]，E_2[V]，E_3[V]を端子電圧といい，オームの法則からそれぞれ$E_1 = I \times R_1, E_2 = I \times R_2, E_3 = I \times R_3$である．すなわち，直列に接続した抵抗は回路全体の電圧E[V]を，それぞれの抵抗値R_1[Ω]，R_2[Ω]，R_3[Ω]に比例して配分する．

電源電圧をE[V]とすると，$E = E_1 + E_2 + E_3$であることから，電流I[A]との間にはオームの法則より$E = I(R_1 + R_2 + R_3)$が成立する．$I = E/R$なので，合成抵抗Rは以下のようになる．

$$R = R_1 + R_2 + R_3 \tag{1.16}$$

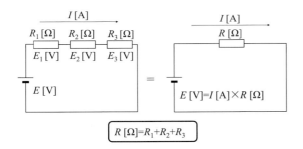

図 1.21 抵抗の直列接続

B 並列接続

家庭などにおける電気器具は，回路図で表すと図1.22のように接続している．このような抵抗の接続を並列接続という．

並列回路の場合，各抵抗にかかる電圧E[V]は等しくなる．したがって，抵抗R_1[Ω]，R_2[Ω]，R_3[Ω]に流れる電流I_1[A]，I_2[A]，I_3[A]はそれぞれ$I_1 = E/R_1$，$I_2 = E/R_2$，$I_3 = E/R_3$で，並列に接続した抵抗に流れる電流の大きさは，それぞれの抵抗値R_1[Ω]，R_2[Ω]，R_3[Ω]に反比例する．電源から流れ出す全電流I[A]は，これらの電流の和であるので以下の式が成立する．

$$I = I_1 + I_2 + I_3 = E\left(\frac{1}{R_1} + \frac{1}{R_2} + \frac{1}{R_3}\right) \tag{1.17}$$

ここでI[A]と電源電圧E[V]，合成抵抗R[Ω]の間にはオームの法則から$I = E/R$なる関係が成立

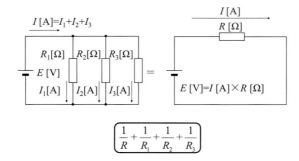

図 1.22 抵抗の並列接続

していることから，$R[\Omega]$ と $R_1[\Omega]$，$R_2[\Omega]$，$R_3[\Omega]$ の間には以下の式が成立する．

$$\frac{1}{R} = \frac{1}{R_1} + \frac{1}{R_2} + \frac{1}{R_3} \tag{1.18}$$

なお，抵抗 $R_1[\Omega]$，$R_2[\Omega]$，$R_3[\Omega]$ の合成抵抗 R を $R = (R_1 /\!/ R_2 /\!/ R_3)$ と表すことが多い．

C 直並列接続

実際の電気回路では図 1.23 に示すように，並列接続した抵抗がさらに他の抵抗と直列に接続するような複雑な接続をしていることが多い．この回路の合成抵抗 $R[\Omega]$ を求めてみよう．まず並列接続している抵抗 $R_2[\Omega]$ と $R_3[\Omega]$ の合成抵抗 $R_{23}[\Omega]$ が以下のように求められる．

$$R_{23} = \frac{R_2 \cdot R_3}{R_2 + R_3} \tag{1.19}$$

$R_1[\Omega]$ と $R_{23}[\Omega]$ は直列接続しているので，合成抵抗 $R[\Omega]$ は以下のようになる．

$$R = R_1 + R_{23} = R_1 + \frac{R_2 \cdot R_3}{R_2 + R_3} \tag{1.20}$$

抵抗 $R_1[\Omega]$ に流れる電流 $I_1[A]$，および端子電圧 $V_1[V]$ は電源電圧 $E[V]$ を用いて，それぞれ以下のように得られる．

$$I_1 = \frac{E}{R} = \frac{E(R_2 + R_3)}{R_1 R_2 + R_2 R_3 + R_3 R_1} \tag{1.21}$$

$$V_1 = I_1 \times R_1 = \frac{E R_1 (R_2 + R_3)}{R_1 R_2 + R_2 R_3 + R_3 R_1} \tag{1.22}$$

このとき，抵抗 $R_2[\Omega]$，$R_3[\Omega]$ にかかる電圧 $V_2[V]$，$V_3[V]$ は等しい．

$$V_2 = V_3 = I_1 \times R_{23} = \frac{E R_2 R_3}{R_1 R_2 + R_2 R_3 + R_3 R_1} \tag{1.23}$$

よって，抵抗 $R_2[\Omega]$，$R_3[\Omega]$ に流れる電流 $I_2[A]$，$I_3[A]$ はそれぞれ以下のように得られる．

$$I_2 = \frac{V_2}{R_2} = \frac{E R_3}{R_1 R_2 + R_2 R_3 + R_3 R_1} \tag{1.24}$$

$$I_3 = \frac{V_3}{R_3} = \frac{E R_2}{R_1 R_2 + R_2 R_3 + R_3 R_1} \tag{1.25}$$

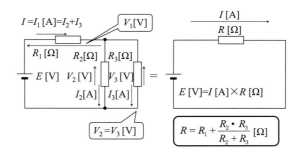

図 1.23 抵抗の直並列接続

1.2.3 キルヒホッフの法則

この節で扱ってきたような簡単な回路の場合にはオームの法則を用いれば容易に回路の計算ができる．しかし，たくさんの抵抗や電源が複雑につながった回路，すなわち回路網ではオームの法則のみで計算しきれない場合が多い．しかし電流の代数和あるいは電圧の代数和に注目することで計算が容易になる．これらの代数和についての法則をキルヒホッフの法則 (Kirchhoff's law) という．

A キルヒホッフの第 1 法則

図 1.24 中の点 P に流れ込む電流 I_1[A] と P から流れ出す電流 I_2[A]，I_3[A] の和は等しい．流れ込む電流を＋，流れ出す電流を－とすると以下の関係式が成立する．

$$I_1 + I_2 + I_3 = 0 \tag{1.26}$$

このように，電流の代数和に注目した「入ってくる電流を＋，出ていく電流を－とすると電気回路の任意の点に出入りする電流の代数和はゼロとなる」という関係をキルヒホッフの第 1 法則という．すなわち出入りする電流の数を n とすると一般的には以下の式が成立する．

$$\sum_{k=1}^{n} I_k = 0 \tag{1.27}$$

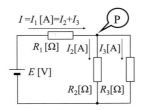

図 1.24 キルヒホッフの第 1 法則

B キルヒホッフの第 2 法則

ある点を出発し一周して出発点に戻る回路を閉回路という．たとえば図 1.24 の場合，点 P を出発して抵抗 R_2[Ω]，電源 E[V]，抵抗 R_1[Ω] を経由して点 P に戻る回路は閉回路である．この場合，1

つの閉回路として考えるために抵抗 $R_3[\Omega]$ は経由しない．閉回路では各抵抗の端子電圧（電圧降下分）の和と電源電圧（電圧上昇分）の和は等しくなっている．すなわち，以下の式が成立する．

$$I_1 R_1 + I_2 R_2 = E \tag{1.28}$$

これを示したのが図 1.25 である．一般には，「回路網中の任意の閉回路において，一定の方向に作用する起電力の代数和と，同じ方向に生ずる電圧降下の代数和は等しい」という関係が成立する．これをキルヒホッフの第 2 法則という．n 個の抵抗 $R_k[\Omega]$ に流れる電流を $I_k[A]$ とし，閉回路中に存在する m 個の電源電圧を $E_i[V]$ とすると，一般的に以下の式が成立している．

$$\sum_{k=1}^{n} I_k R_k = \sum_{i=1}^{m} E_i \tag{1.29}$$

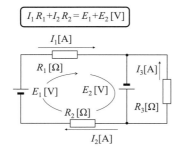

図 1.25　キルヒホッフの第 2 法則

C　キルヒホッフの法則の使い方

ここではキルヒホッフの法則を実際の回路に適用し計算する方法について述べる．図 1.26 を例にとり，回路各部の電流を求めていく．

回路の各岐路に流れる電流 $I_1[A]$，$I_2[A]$，$I_3[A]$ の方向を図 1.26(a) のように仮定する．このとき，第 1 法則より各電流の関係は以下のようになる．

$$I_1 + I_2 = I_3 \tag{1.30}$$

閉回路①に第 2 法則を適用すると以下の式が成立する．

$$I_1 R_1 + I_3 R_3 = E_1 \tag{1.31}$$

同様に閉回路②に第 2 法則を適用して

$$I_2 R_2 + I_3 R_3 = E_2 \tag{1.32}$$

が得られる．3 式のそれぞれに $R_1 = 5[\Omega]$，$R_2 = 10[\Omega]$，$R_3 = 10[\Omega]$，$E_1 = 200[V]$，$E_2 = 100[V]$ を代入して方程式を解くと，$I_1 = 15[A]$，$I_2 = -2.5[A]$，$I_3 = 12.5[A]$ が得られる．

ここで，I_2 が負の値となるが，これは計算開始時に仮定した電流の方向が，実際の電流の流れる方向と逆であることを意味している．

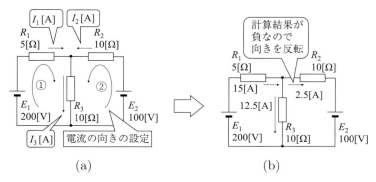

図 1.26 キルヒホッフの法則の応用例

1.2.4 ホイートストン・ブリッジ

ホイートストン (Wheatstone) の実用化による 4 辺ブリッジ回路 (Wheatstone bridge) で，本来は直流の抵抗を比較測定するために用いられた．平衡点を求める方法なので正確な測定が可能である．4 つの抵抗と検流計 G を使用し，抵抗の任意の 1 つに圧力変化や温度変化で抵抗値が変化するセンサを使用する方法が，医用計測回路では多用される．

図 1.27 のような回路にキルヒホッフの法則を適用すると以下の 3 式が得られる．ただし，電流 $I_1[\mathrm{A}]$, $I_2[\mathrm{A}]$, $I_3[\mathrm{A}]$ の方向は図中に示す方向とする．

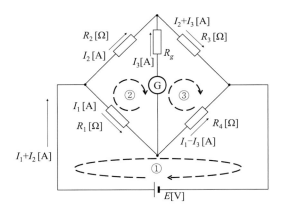

図 1.27 ホイートストン・ブリッジ

閉回路①より以下の式[20]が成立する．

$$I_1 R_1 + (I_1 - I_3) R_4 = E \tag{1.33}$$

閉回路②より電圧降下について以下の式が成立する．

$$-I_1 R_1 + I_2 R_2 - I_3 R_g = 0 \tag{1.34}$$

閉回路③より電圧降下について以下の式が成立する．

$$I_3 R_g + (I_2 + I_3) R_3 - (I_1 - I_3) R_4 = 0 \tag{1.35}$$

この3式より検流計Gを流れる電流 I_3[A] は以下のように求められる．

$$I_3 = \frac{(R_2 R_4 - R_1 R_3) E}{R_2 (R_1 + R_4)(R_3 + R_4 + R_g) + R_1 R_3 R_4 - R_2 R_4^2 + R_3 R_g (R_1 + R_4)} \tag{1.36}$$

ブリッジ回路が平衡である条件は $I_3 = 0$[A] が成立することである．すなわち上式の分子が0となることが必要十分条件である．このとき，$R_2 R_4 = R_1 R_3$ である．よって以下の式が成立する．

$$R_4 = \frac{R_1 R_3}{R_2} \tag{1.37}$$

すなわちブリッジ回路の平衡条件は対向辺の抵抗値の積が等しいことであり，既知抵抗 R_1[Ω], R_2[Ω], R_3[Ω] を用いて未知抵抗 R_4[Ω] を知ることができる．

1.2.5 ジュール熱

抵抗に電流を流すと熱が発生する．すなわち導体中の粒子と電子の衝突により電気エネルギーが熱エネルギーに変換される（図1.28）．このエネルギーをジュール熱 (Joule's heat) といい，抵抗 R[Ω] に電流 I[A] が t 秒間流れたとき，その抵抗で発生する熱量 W[J] は以下の式で求められる．

$$W = I^2 R t \tag{1.38}$$

上式はオームの法則，および電力 P[W] $= E$[V] $\times I$[A] を用いて以下のように記述することもできる．

$$W = E I t = P t \tag{1.39}$$

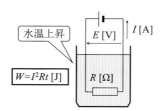

図 **1.28** ジュールの法則による熱の発生

---

[20] 電圧降下について方程式を立てるので，右辺は電圧上昇分であり，電源は E[V] としている．左辺で $I_1 - I_3$ としているのはすでに第1法則を使っていることを意味する．

1.2.6 コンダクタンス

オームの法則より,抵抗 $R[\Omega]$ を流れる電流 $I[A]$ は電圧 $E[V]$ に比例する.比例定数 G を用いて $I=GE$ のように表現する.このとき,G は抵抗の逆数で電流の流れやすさを表す値であり,これをコンダクタンス (conductance) という.単位は抵抗の単位 Ω(ohm) の逆の Ω^{-1}(mho, モー) もしくは S(siemens, ジーメンス) を用いる.最近では SI 単位系で定義された後者の S で統一されている.

1.2.7 電池の内部抵抗

電池には内部抵抗という寄生抵抗分が存在するので,この等価回路[21] は図 1.29 に示される.スイッチを閉じると電流が流れ,電池の内部抵抗による電圧降下を生じる.したがって,電池の端子に現れる端子電圧 $V[V]$ は電池の起電力 $E[V]$,内部抵抗 $r[\Omega]$,電流 $I[A]$ を用いて以下の式で表せる.

$$V = E - I \times r \tag{1.40}$$

接続した回路の抵抗値が大きく電池の内部抵抗が無視できるほど小さい場合に,これによる電圧降下が小さく,端子電圧 ≒ 起電力と考えることができる.

電源の内部抵抗を考慮すると,外部の負荷抵抗の値によっては,必ずしも十分なエネルギーを取り出すことができない.負荷抵抗 $R[\Omega]$ で消費されるエネルギーは以下の式で表される.

$$P = RI^2 = R\frac{E^2}{(R+r)^2} \tag{1.41}$$

これを負荷抵抗 R について微分して以下の式を得る.

$$\frac{dP}{dR} = -(R-r)\frac{E^2}{(R+r)^3} \tag{1.42}$$

これより,内部抵抗に等しい外部抵抗を接続するときすなわち $R=r$ のときエネルギーの反射なしに,最大のエネルギーを取り出せることが導かれる.

これはインピーダンス整合[22] と呼ばれるきわめて重要な概念で,エネルギー伝達で一般に成り立つ概念である.

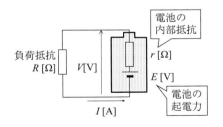

図 **1.29** 電池の内部抵抗

---

[21] 入出力関係が等しくなるように他の素子または他の回路を用いて置き換えた回路のこと.
[22] この場合は内部抵抗と外部抵抗の整合であるが一般にインピーダンス整合と呼ぶ.インピーダンスは交流に対する抵抗で単位は同じ $[\Omega]$ を用いる.交流回路でのコンダクタンスに相当するのがアドミッタンス (admittance) で単位は [S] である.

1.3 コンデンサ

1.3.1 コンデンサの原理

2枚の金属板を平行に向かい合わせ，電源に接続すると＋側に接続している板には正電荷が，－側に接続している板には負電荷が蓄えられる．このように電荷を蓄える電気素子をコンデンサ (condenser) という．このとき蓄えられる電荷の量 $Q[C]$ は加えられる電圧 $E[V]$，平行板の面積 $A[m^2]$，平行板の間隔 $d[m]$ を用いて以下の式で与えられる．

$$Q = \varepsilon \cdot \frac{A}{d} E \tag{1.43}$$

ただし，ε は平行板の間の絶縁物の種類によって決まる定数で誘電率 (dielectric constant) という．真空の誘電率は $\varepsilon_0 = 8.855 \times 10^{-12} [F/m]$ である．電荷が蓄えられる様子を図 1.30 に示す．

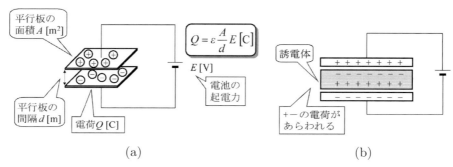

図 1.30　コンデンサの原理

また，$C = \varepsilon A/d$ を静電容量 (electric capacity) といい，コンデンサに電荷を蓄えうる能力を示している．静電容量の単位は F(ファラッド, farad) で，コンデンサに 1[V] の電圧を加え，1[C] の電荷が蓄えられたとき，そのコンデンサの静電容量は 1[F] である．電荷の量 $Q[C]$ と静電容量 $C[F]$ および電圧 $E[V]$ の間には以下の関係が成立する．

$$Q = C \times E \tag{1.44}$$

なお，電子回路に用いるコンデンサの静電容量は非常に小さく，単位として pF(ピコファラッド, pico farad) あるいは μF(マイクロファラッド, micro farad) を使う[23]．また，平行板の間の絶縁物を誘電体 (dielectric substance) といい，誘電体の誘電率 ε と真空の誘電率 ε_0 の比を比誘電率 (relative dielectric constant) という．誘電率 ε と比誘電率 ε_s，真空の誘電率 ε_0 の間には $\varepsilon_s = \varepsilon/\varepsilon_0$ なる関係が成立している．すなわち，誘電体を平行板の間に入れることで真空の場合より静電容量は増加する．

---

[23] $1[pF] = 1 \times 10^{-12} [F]$，$1[\mu F] = 1 \times 10^{-6} [F]$ である．

1.3.2 コンデンサの接続

コンデンサを接続する場合，抵抗と同様に直列接続と並列接続およびその組み合わせがある．コンデンサについても接続によって生じる回路全体の合成静電容量を計算できる．

A 並列接続

静電容量がそれぞれ $C_1[\mathrm{F}]$，$C_2[\mathrm{F}]$，$C_3[\mathrm{F}]$ のコンデンサを並列に接続し，$E[\mathrm{V}]$ の電圧を加えると，各コンデンサにはそれぞれの静電容量に比例した電荷が蓄えられる (図 1.31)．各コンデンサに蓄えられる電荷をそれぞれ $Q_1[\mathrm{C}]$，$Q_2[\mathrm{C}]$，$Q_3[\mathrm{C}]$ とすると，$Q_1 = C_1 E$，$Q_2 = C_2 E$，$Q_3 = C_3 E$ となる．したがって，3 個のコンデンサに蓄えられる電荷の和 $Q[\mathrm{C}]$ は

$$Q = Q_1 + Q_2 + Q_3 = (C_1 + C_2 + C_3)E \tag{1.45}$$

となる．これより合成静電容量 $C[\mathrm{F}]$ は

$$C = \frac{Q}{E} = (C_1 + C_2 + C_3) \tag{1.46}$$

が成立するので，並列接続したときのコンデンサの合成静電容量は，各コンデンサの静電容量の和として求められる．

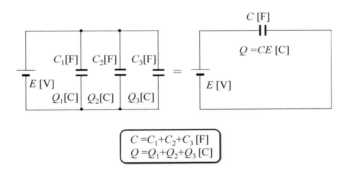

図 1.31 コンデンサの並列接続

B 直列接続

図 1.32 のように静電容量がそれぞれ $C_1[\mathrm{F}]$，$C_2[\mathrm{F}]$，$C_3[\mathrm{F}]$ のコンデンサを直列に接続し，$E[\mathrm{V}]$ の電圧を加えると，各コンデンサには静電誘導によって同じ量の電荷 $Q[\mathrm{C}]$ が蓄えられる[24]．そして各コンデンサに加わる電圧をそれぞれ，$E_1[\mathrm{V}]$，$E_2[\mathrm{V}]$，$E_3[\mathrm{V}]$ とすると $E_1 = Q/C_1$，$E_2 = Q/C_2$，$E_3 = Q/C_3$ である．$E = E_1 + E_2 + E_3$ なので

$$E = \frac{Q}{C_1} + \frac{Q}{C_2} + \frac{Q}{C_3} = \left(\frac{1}{C_1} + \frac{1}{C_2} + \frac{1}{C_3}\right) \cdot Q \tag{1.47}$$

となる．したがって

$$\frac{1}{C} = \frac{E}{Q} = \frac{1}{C_1} + \frac{1}{C_2} + \frac{1}{C_3} \tag{1.48}$$

---

[24] コンデンサ C_1 の陰極側端子と C_2 の陽極側端子の電荷量は等しく正負が逆になる．C_2 と C_3 についても同様である．

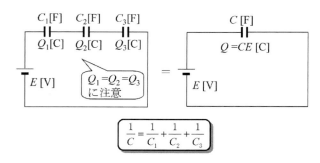

図 1.32 コンデンサの直列接続

のように，合成静電容量 $C[\mathrm{F}]$ の逆数は各静電容量の逆数の和になる．

1.3.3　コンデンサの蓄積エネルギー

A　コンデンサの充電と放電

コンデンサに電池とスイッチを接続して，図 1.33(a) のようにスイッチを閉じると電流が流れるがすぐに流れなくなる．これはコンデンサに電荷を蓄えるとき，コンデンサの残り容量に比例して電流が流れ込むからであり，コンデンサに電荷が蓄えられ残りの容量が 0 になれば，電流は流れなくなる．このように，コンデンサに電荷を送り込むことを充電という．

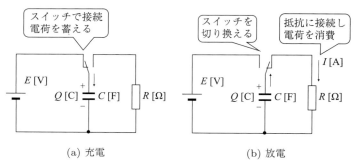

図 1.33 充電と放電

一旦充電すると，スイッチを開いても電荷はコンデンサに蓄えられたままになるので，コンデンサの両端は電池とほぼ同じ電圧に保たれ，高電圧で充電した場合，手を触れると感電することもある．

図 1.33(b) のように充電しスイッチを開いたコンデンサの両端に抵抗を並列に接続すると，電池に抵抗を接続したときと同様に電流が流れて抵抗は発熱する．これによって，コンデンサに蓄えられた電荷が抵抗中で熱として消費され，コンデンサの両端の電圧は指数関数状に徐々に低くなり，最終的には 0 になる．このようにコンデンサに蓄えた電荷を放出することを放電という．

B　静電エネルギー

コンデンサが充電されると，電荷によるエネルギーが蓄えられる．このエネルギーを静電エネル

ギー (electrostatic energy) という.

　静電容量が C[F] のコンデンサに電荷を Δq[C] ずつ与えると，それに伴い電圧が増加する．充電が完了したときに Q[C] の電荷が蓄えられ，コンデンサの端子電圧が E[V] になるとする．その様子を図 1.34 に示す．その間の変化について微小な電荷の変化量 $\Delta q = Q/n$ ずつ増えると考える．Q の微小変化 Δq に対して電圧 V は一定に保たれると仮定すると，静電エネルギーの増加量は図 1.34 中の増加した面積分，すなわち $V_k \Delta q$ となり，図 1.34 のようにエネルギーの増加は階段状に示される．

　このとき，電圧 V が 0[V] から E[V] に増加するまで集約するとコンデンサの全エネルギー W[J] が以下のように算出される．

$$W = \sum_{k=1}^{n} V_k \Delta q = \frac{1}{C} \sum_{k=1}^{n} q_k \, \Delta q \tag{1.49}$$

n を大きくし q の変化量 Δq がきわめて小さいとした場合，以下の式が成立する．

$$\lim_{n \to \infty} \frac{1}{C} \sum_{k=1}^{n} q_k \, \Delta q = \frac{1}{C} \int_0^Q q \, dq = \frac{Q^2}{2C} \tag{1.50}$$

すなわち，静電容量が C[F] のコンデンサに E[V] の電圧を加えたとき蓄えられる静電エネルギー W[J] は以下のように与えられる．

$$W = \frac{1}{2}EQ = \frac{1}{2}CE^2 \tag{1.51}$$

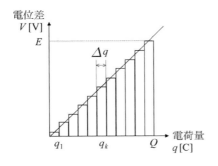

図 1.34　充電時の電荷と電圧の変化

C　誘　電　損

　コンデンサに直流電圧を加えると，誘電体の分子に ⊕・⊖ の電荷を生じる．これを分極と呼ぶ．次に，電源の ⊕⊖ を入れ替え電界の方向を変えると，電荷をもつ分子は，電界の変化に応じて分子自体の向きを反転する．したがって，コンデンサの両端に交流電圧を加えると，分子も電流の周期に同期して反転し続け，分子同士の摩擦を生じ摩擦熱を生じる．このとき，生じた熱エネルギーに相当する分の電力損失を生じる．この損失を誘電損 (dielectric loss) という (図 1.35)．

　さらに，一般に周波数の高い交流電圧を加えると誘電損は非常に大きくなり，誘電体は加熱される．これを誘電加熱といい木材や紙の乾燥に用いられる．なお，高周波電圧の代わりに電磁波であるマイクロ波を利用して，同様の原理で水の分子の運動により加熱するのが電子レンジである．

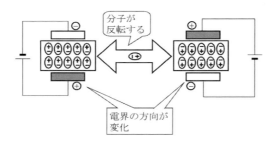

図 1.35 誘電損

1.3.4 コンデンサと交流電圧

図 1.36 に示すようにコンデンサに直流電圧を加えると充電時のみ電流が流れるが,コンデンサの端子電圧が電源の端子電圧と等しくなり充電完了すると電流は流れない.しかし,交流電圧を加えたときは,半サイクルごとに電流の流れる方向が変わり,充電と放電が交互に繰り返されるので常に電流が流れるという性質をもっている.すなわち,コンデンサは直流を通さず交流だけを通す.この性質を利用して,直流分と交流分が混じった増幅回路などから交流のみ取り出す電子回路を構成できる[25].

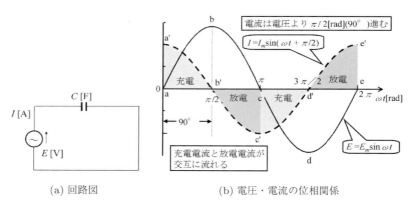

(a) 回路図　　　　　　　(b) 電圧・電流の位相関係

図 1.36 コンデンサに交流電圧を加えたときの電流の位相

A　コンデンサと位相

コンデンサに交流電圧を加えるときの端子電圧を図 1.36(b) に実線で,コンデンサに流れる電流を破線で示す.時刻 0 のときコンデンサに充電されている電荷は 0 とする.電圧の瞬時値が図中 a 点から b 点まで変化するとき,コンデンサの端子電圧より印加される電圧が高いので,コンデンサに電流が流れ込む.すなわちコンデンサは充電される.電圧が b 点から c 点まで下がるとコンデンサの端子電圧のほうが高くなり,コンデンサから電流が流れ出す.すなわちコンデンサは放電する.c 点で放電が完了し,c 点から d 点まで電圧が負の方向に増加するとコンデンサに逆方向の充電電流

---

[25] たとえば,結合 (カップリング) コンデンサで交流分を取り出したり,側路 (バイパス) コンデンサで交流分を除去する.詳しくはトランジスタ増幅回路を参照.

が流れ，負の方向に充電される．

この繰り返しによってコンデンサに電流が流れるので，その位相は電圧の位相より $\pi/2$[rad]($90°$) 進んでいることがわかる．すなわち，コンデンサは電流の位相を進める働きがある．

B　コンデンサの容量リアクタンス

コンデンサに流れる交流電流の大きさ I[A] は，1秒間に通過する電荷の量に比例する．すなわちコンデンサの静電容量 C[F]，充放電の行われる回数，すなわち角周波数 ω[rad/s] または周波数 f[Hz]（$\omega = 2\pi f$），および加えられた電圧 E[V] に比例し，以下の式で表される．

$$I[\text{A}] = \omega \times C[\text{F}] \times E[\text{V}] \tag{1.52}$$

上の式を変形すると以下のようになる．

$$I = \frac{E}{(1/\omega C)} \tag{1.53}$$

この式とオームの法則である $I = E/R$ と比較して，交流電圧を加えたときのコンデンサの抵抗値が $1/\omega C (= 1/2\pi fC)$ で表される．これを容量性リアクタンス (capacitive reactance) と呼ぶ．その絶対値を X_C で表し，単位は Ω を用いる[26]．

1.4　コイル

1.4.1　コイルとは

電線をリング状に巻いたものをインダクタとよび，形からいってコイルとも呼ぶ．電線を密接して筒型になるように巻いたものをソレノイド・コイル (solenoid coil) という（図1.37）．さらにソレノイド・コイルを環状にしたものを環状ソレノイド・コイルという（図1.38）．ソレノイド・コイルに電流を流したときコイルに垂直な方向の磁力線を伴う磁界を生じる．右手の親指以外の指が電流の流れる向きを指し示すようにコイルに沿って丸めたとき，伸ばした親指の指し示す方向がN極になる．

ソレノイド・コイルの中心の磁界の強さ H[A/m] は電流 I[A]，およびコイルの巻数 n を用いて以下の式で与えられる[27]．

$$H = nI \tag{1.54}$$

---

[26] 横軸を実数の座標軸，縦軸を虚数の座標軸とするとき，j（$j^2 = -1$，数学では i を用いるが，交流理論では電流の瞬時値 i と区別するために j で表す）を掛けることは座標軸を反時計回りに $90°$ 回転させることを意味する．j^2 を掛けることは $j^2 = -1$ であるから -1 を掛けることになるので，反時計回り $180°$ 回転を意味する．これを用いて，コンデンサに流れる電流を基準とするときの電圧位相の遅れを $-j$ で表す．詳しいことはベクトルインピーダンスの項で述べる．なお容量性リアクタンスを $-jX_C$ で表し，またその逆数を容量性サセプタンス (capacitive suceptance) と呼ぶ．

[27] 円形電流の軸上の磁界はビオ・サヴァールの法則 (Biot-Savart's law) を用いて算出できる．詳しくは他の成書を参照

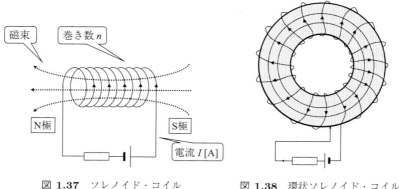

図 1.37 ソレノイド・コイル   図 1.38 環状ソレノイド・コイル

1.4.2 コイルと電磁石

電流を流しているコイルの中に鉄，ニッケルなどの強磁性体，たとえば鉄心を入れるとコイルの生じる磁力線が磁気抵抗の小さい鉄心に集中し，鉄心のもつ磁区 (分子磁石) を同じ方向に整列させる．この結果，鉄心から強い磁力線が出て磁石になる．これを電磁石という．電磁石はコイルの電流を切れば基本的には磁石の性質を失う (図 1.39)．

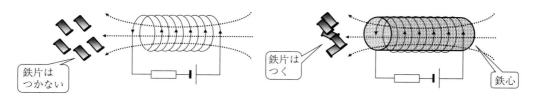

図 1.39 コイルと電磁石

1.4.3 電磁誘導

磁界中で鉄などの導体を動かすと電流が流れることが知られている．この現象を電磁誘導 (electromagnetic induction) といい，発電の原理である．このとき，磁界中にある長さ l[m] の導体が速度 v[m/s] で動く場合に，磁束密度 B[Wb/m^2][28] の変化率として起電力 e[V] が以下の式で表される．

$$e = Blv \tag{1.55}$$

同様に，コイルの中に棒磁石を差し入れたり引き抜いたりすると，コイルの中を通る磁束が変化する．この変化を妨げるようにコイルには起電力を生じる (図 1.40)．コイル中の磁束が変化することは磁界のなかでコイルを動かすのと同義である．このときの起電力 e[V] はコイルの巻数 N，および単位時間当たりの磁束の変化量 $\Delta\phi/\Delta t$，すなわち微小な時間 Δt[sec] に変化した磁束の量 $\Delta\phi$[Wb]

---

[28] 磁力線の束を磁束といい ϕ[Wb](weber, ウェーバー) で表す．Wb は SI 単位系で定義された単位であり，[V・s] の次元をもつ．なお磁束密度を表す単位として SI 単位系では T(tesla, テスラ) という単位を用いることもある．1[T]=1[Wb/m^2] であり，従来使用されていた G(gauss, ガウス) とは，1[G]=1×10^{-4}[T] という関係がある．

を用いて以下の式で求められる．

$$e = -N\frac{\Delta\phi}{\Delta t} \tag{1.56}$$

上式の負号は磁束の変化を妨げる向きに起電力が生じることを意味する．

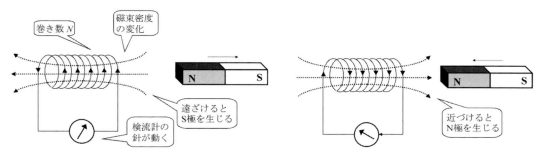

図 1.40　電磁誘導

1.4.4　自己誘導と相互誘導

A　自己誘導と自己インダクタンス

巻数 N の鉄心入りコイルに電流を流したとき，磁束 ϕ[Wb] を生じる．このとき発生した磁束はコイル自身を貫いているので，この磁束変化に応じた電磁誘導が起こり，磁束の変化を妨げる向きの電流を生じる起電力を発生する．この起電力は式 (1.56) より算出される．このように，コイルに流れる電流によってコイル自体に起電力が誘導される現象を自己誘導 (self induction) という (図 1.41)．

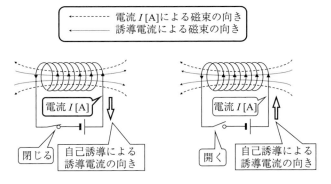

図 1.41　自己誘導による誘導電流の発生

自己誘導により生じる誘導起電力 e[V] は電流が変化する割合 $\Delta I/\Delta t$，すなわち微小な時間 Δt[sec] に変化した電流値 ΔI[A] に比例する．この比例定数を L とすると以下の式が成立する．

$$e = -L\frac{\Delta I}{\Delta t} \tag{1.57}$$

したがって，以下の式で L が得られる[29]．

$$L = -\frac{e}{\Delta I/\Delta t} \quad (1.58)$$

この L[H](henry, ヘンリー) を自己インダクタンス (self inductance) という．コイルに流れる電流を 1 秒当たり 1[A] の割合で変化させて，1[V] の起電力を生じたときの自己インダクタンスが 1[H] である．ヘンリーでは単位が大きすぎるので実用上は mH(milli henry) を使用する[30]．

B　相互誘導と相互インダクタンス

図 1.42 のように鉄心に一次コイルと二次コイルを巻き，一次コイルに電池とスイッチを，二次コイルに検流計をつなぐ．スイッチを閉じたままのときは検流計の指針は振れないが，スイッチを開閉するとそのときだけ指針が振れる．その理由は，スイッチの開閉とともに，一次コイルに流れる電流 I_1[A] によって生じる磁束 ϕ[Wb] が変化し，鉄心を通じて二次コイルを貫いている磁束 ϕ[Wb] の変化により電磁誘導で二次コイルに起電力が生じることにある．この現象は，一次コイルと二次コイルの相互作用による現象であるので相互誘導 (mutual induction) という．

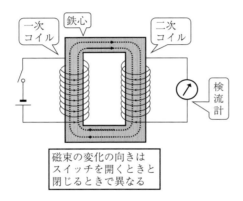

図 1.42　相互誘導の概念

相互誘導により二次コイルに生じる起電力 e_2[V] は一次コイルに流れる電流 I_1[A] が変化する割合，すなわち時間 Δt[sec] の間に電流が変化した量 ΔI_1[A] に比例する．この比例定数を M とすると誘導起電力 e_2[V] は以下の式で表される．

$$e_2 = -M\frac{\Delta I_1}{\Delta t} \quad (1.59)$$

この M を相互インダクタンス (mutual inductance) という．一次コイルに流れる電流を 1 秒当たり 1[A] の割合で変化させたとき，二次コイルに誘導される起電力 e_2[V] が，すなわち相互インダクタンス M[H] である．相互インダクタンスは一次コイルと二次コイルの結合状態，すなわち一次コイルと二次コイルのそれぞれの巻数と位置関係，および両コイルを結び付ける鉄心の有無などによって決まる．

相互誘導を応用した例として重要なものに 1.1.9 項で述べた変圧器があげられる．

---
[29] 誘導起電力の 2 つの式 (1.56)，(1.57) から $N\phi=LI$ なる関係が導かれる．
[30] 1[mH]=1×10^{-3}[H] である．

1.4.5 コイルと交流電圧

コイルに直流電圧を加えると電流が流れるが，交流電圧を加えると電流が流れにくくなる．すなわち，交流に対してコイルは抵抗として作用する．これは，コイルの自己誘導によって，コイルに流れる電流の変化を妨げる方向に起電力を誘起するからである．

コイルは導線を巻いたものであるので必ず直流抵抗成分があるが，自己誘導によって生じる交流抵抗成分に比べてきわめて小さいので，ここでは無視できるとして考える．

A　コイルと位相

図1.43のようにコイルに交流電圧を加え電流を流すとコイルには磁束を生じる．交流は時間とともに大きさと方向が変わるので，それによって生じる磁束の大きさと方向も電流と同期して変化する．この磁束の変化はコイルに逆起電力を誘起する．

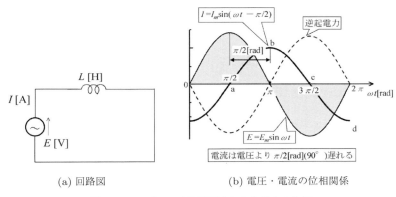

(a) 回路図　　(b) 電圧・電流の位相関係

図 1.43　コイルに交流電圧を加えた場合の位相

コイルに交流電圧がかかると図1.43(b)の太線のように流れる．電流が図のaからbまで変化するときは電流が増加しつつあるときなので，逆起電力は電流を増加させない方向，すなわち負の方向に生じる．電流の変化量は電流が図中a点の0値を通過する瞬間に最大となるので逆起電力も最大となり，電流がb点の最大値またはd点の最小値を通過する瞬間に電流変化量が0となるので，逆起電力は0となる．

コイルに加えた交流電圧とコイルに誘起される交流起電力が決まる．コイルに流れる電流は加えた電圧より$\pi/2$[rad]($90°$)位相が遅れて変化する．すなわちコイルは電流の位相を遅らせる働きがある[31]．

B　コイルと誘導性リアクタンス

交流電圧を加えたときのコイルに流れる電流を妨げようとする働きは自己誘導作用の大きさ，すなわち自己インダクタンス L[H] に比例し，また電流の変化する速さ，すなわち周波数 f[Hz] に比例する．これを誘導性リアクタンス (inductive reactance) といい，その絶対値は $X_L = 2\pi f L$[Ω] で表

---
[31] インダクタの場合，電流に対する電圧の位相の進みと考えてもよいが，インダクタに印加した電圧に対する電流の位相の遅れで考えた方が理解しやすい．

される[32].

1.5 CR回路

1.5.1 CR直列回路の記述

図1.44のようにコンデンサと抵抗を直列に接続した回路をCR直列回路という．この回路に周波数fの交流電圧V_iを加えたときに流れる電流をIとする．このとき電流の流れを妨げる要素であるインピーダンス(impedance)$Z[\Omega]$は直流回路における抵抗に相当する．

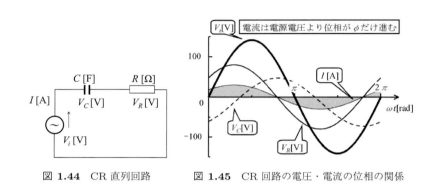

図 1.44　CR直列回路　　図 1.45　CR回路の電圧・電流の位相の関係

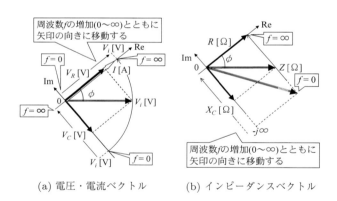

(a) 電圧・電流ベクトル　　(b) インピーダンスベクトル

図 1.46　CR回路の電圧・電流・インピーダンスベクトル軌跡

抵抗の端子電圧V_Rと電流Iとの間には位相差がないのに対して，図1.36に示したようにコンデンサの端子電圧V_Cの位相が電流Iより90°遅れる．これらの位相の関係を電源電圧V_iも含めて図1.45に示す．電源電圧V_iの周波数fの変化とV_R，V_Cの関係を表している．図1.46(a)のベクトル図は電源電圧V_iを振幅E，角周波数ωの正弦波$Ee^{j\omega t}$[33]としたとき，ベクトルの長さは電圧V_R，V_C，V_i，および電流Iの絶対値を表す．また，角度ϕは電源電圧と電流の位相差を表し，これを位

---

[32] 誘導性リアクタンスの絶対値がX_Lで，その逆数を誘導性サセプタンス(inductive suceptance)と呼ぶ．
[33] Eulerの公式$e^{j\theta} = \cos\theta + j\sin\theta$より類推できるように，位相回転を含めた振幅$E$，角周波数$\omega$の正弦波は$Ee^{j\omega t}$で表せる．

相角と呼ぶ．すなわちインピーダンスの絶対値 $|Z|$ と位相角 ϕ の 2 つの要素からなる．したがって単純に前述の容量性リアクタンスの絶対値 $X_C[\Omega]$ と抵抗 $R[\Omega]$ の代数和として求められない．ベクトルが時計回り回転した状態にあると位相が遅れたことを意味する[34]ので，複素数表示を用いると，これら 2 つの要素を 1 つにまとめて 1 つの式で表すことができる．角周波数 $\omega(=2\pi f)$ とするとき以下の式で得られる Z を複素インピーダンス[35]と呼ぶ．

$$Z = R + \frac{1}{j\omega C} \tag{1.60}$$

このとき，電圧，電流，複素インピーダンスの間には以下の関係が成立している．

$$V_i = Z \cdot I \tag{1.61}$$

ところで，インピーダンスを構成する抵抗とリアクタンスの絶対値の比を逆正接 (arc tangent) で表した角度が電流と電圧の位相角 ϕ である．

$$\phi = \tan^{-1}\frac{X_C}{R} = \tan^{-1}\frac{1/\omega C}{R} = \tan^{-1}\frac{1}{\omega CR} \tag{1.62}$$

周波数 f が変化するときのこの関係を記述したのが図 1.46(b) のベクトル図である．これより，前述したように交流電圧 $V_i(= Ee^{j\omega t})$ の周波数の変化とともにリアクタンスも位相角も変化する．そのため，たとえ E の絶対値を固定したままでも，周波数を変化させると V_R, V_C の絶対値，および V_R, V_C と V_i の位相差も変化する．

この場合，時刻 t における回路関係は

$$\frac{1}{C}\int I\,dt + RI = V_i \tag{1.63}$$

で表現できる．これより電流 $I(t)$ の時間変化が求められる．これを基に種々の回路の動特性を検討することができる．

1.5.2 CR 回路の R 端子の応答特性

図 1.47 に示す CR 入出力回路を考える．すなわち図 1.44 で抵抗の端子電圧 V_R を出力電圧 V_o とする．この回路に図 1.47 の左図に示すような電圧が瞬間的に変化し，その後は一定値 $E[V]$ を保つような電圧変化であるステップ電圧を入力すると，図 1.48 のような出力が得られる．

---

[34] 横軸の抵抗成分を基準としたときにインピーダンスベクトルが第 1 象限以降にある場合を位相進み要素，第 4 象限以前にある場合を位相遅れ要素という．
[35] 複素インピーダンスを用いることにより交流回路の説明が簡素化できる．この回路において，抵抗 R, コンデンサ C の端子電圧は，位相差を考慮し，電流 I, 角速度 ω, 虚数単位 j を用いて，それぞれ RI, $(1/j\omega C)I$ で表される．これより複素インピーダンスは $\{R - j(1/\omega L)\}$ で，これより絶対値と位相が算出できる．この表現ではコンデンサによる 90°の位相進みとリアクタンスの絶対値が周波数の増大により小さくなることもわかる．

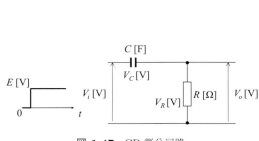
図 1.47 CR 微分回路

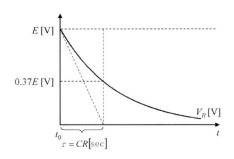
図 1.48 CR 微分回路のステップ電圧に対する応答

　これは次のように説明される．コンデンサに蓄積電荷がない初期状態では，コンデンサが急速に充電されると考えてよい．すなわち，入力電圧の変化直後はコンデンサの抵抗が 0 であり，入力電圧がすべて抵抗の両端に印加されるので出力電圧は大きい．しかし，コンデンサに蓄えられた電荷が増加するほど減少するので，時間が経つにつれて直列に接続している抵抗への電流も減少し，抵抗の端子電圧が減少する．電荷が容量限度まで満たされるとコンデンサの端子電圧 V_C は入力電圧 E と等しくなり両端にかかり，電流のない抵抗の両端の電圧は 0 になる．

　これを別の見方から説明すると次のようになる．ステップ入力が加わった瞬間はコンデンサにとって現象が急激に変化する．すなわち周波数が大きいので，リアクタンスは 0 とみなせる．したがって，時刻 0 ではすべての電圧が抵抗にかかる．コンデンサの充電とともに，変化のない電源電圧はコンデンサ側に移り，抵抗にかかる電圧は減少する[36]．

　自然界の現象の多くは現在その場にある物質あるいはエネルギーの量に比例して現象が変化する．これを数学的に見ると自然対数を底とする指数関数的な現象になる．CR 回路においても同様であり，振幅 E のステップ入力から t 秒後の出力電圧 V_o[V] は，コンデンサの静電容量 C[F]，抵抗値 R[Ω] を用いて式 (1.63) を解くことにより以下の式が得られる．

$$V_o = E \exp\left(-\frac{1}{CR} \times t\right) \tag{1.64}$$

　ところで，回路の抵抗が小さく電流が大きければ，またコンデンサの容量が小さければ充電に要する時間は短くなる．その目安として，回路の抵抗値と静電容量の積で表される時定数 $\tau = CR$ が重要である．単位は [秒] を用いる．数学的には，図 1.48 に示すように出力電圧曲線の時刻 0 における接線が時間を表す横軸（基線）と交わるまでの時間が時定数 τ と一致する．また，電圧を加えた瞬間から τ 秒後の出力電圧 V_o は式 (1.64) より E/e，すなわち入力電圧 E の約 37% となっており，時定数 τ の値が大きいほど時間的変化はゆるやかになる．

　入力電圧の変化する時間に比べて時定数を十分に小さくとると，立ち上がり[37] と減衰が急峻なので，ステップ信号が不十分ながらも微分された形になる．すなわち，時定数が小さければ，抵抗

---

[36] ステップ入力の変化が最初は大きいので周波数が無限大，時間の経過とともに 0 に近づくと考える．
[37] 出力電圧が入力電圧の 10% から 90% まで上昇するのに要する時間を立ち上がり時間という．また，出力電圧の 90% から 10% まで下降するのに要する時間を立ち下がり時間という．

の端子出力電圧は入力電圧の微分に近似的に比例する．したがって，この回路を不完全微分回路と呼んでいる[38]．

次に正弦波交流電圧 $V_i(=Ee^{j\omega t})$ を入力し，V_o を得る場合を考える．

$$V_o = \frac{R}{R+1/j\omega C}V_i = \frac{(\omega CR)^2 + j\omega CR}{1+(\omega CR)^2}V_i \qquad (1.65)$$

が成り立つので，$x=(\omega CR)^2/(1+(\omega CR)^2)|V_i|$，$y=\omega CR/(1+(\omega CR)^2)|V_i|$ とおいて ωCR を消去すれば以下の関係式が得られる．これは円の軌跡を表す方程式である．

$$\left(x-\frac{E}{2}\right)^2 + y^2 = \left(\frac{E}{2}\right)^2 (y \geq 0) \qquad (1.66)$$

これより周波数 f の入力電圧 V_i に対して $V_o = V_R$，V_C の関係が図 1.49 のように表記できる．また周波数に対する振幅と位相の変化，すなわち回路の特性は，図 1.50 のようなボード (Bode) 線図[39] を用いて表すことができる．これより入力信号中に含まれている高周波成分はよく通すが，ある周波数成分より低い周波成分が現れなくなることがわかる．この性質から高域濾波回路 (high pass filter) として使用できる．このとき，閾値 f_{cl}[Hz] を低域遮断周波数 (low cutoff frequency) といい，以下の式で与えられる．

$$f_{cl} = \frac{1}{2\pi CR} \qquad (1.67)$$

これは C と R の両端の電圧が等しくなるとき，すなわち V_R と V_C が等しい直角 2 等辺三角形になることから誘導できる[40]．すなわち図 1.49 に示した円の軌跡が頂点 P にあるときに $V_R = V_C(\omega CR = 1)$

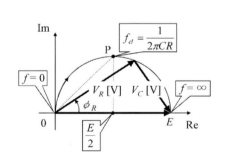

図 1.49 CR 微分回路のベクトル周波数特性

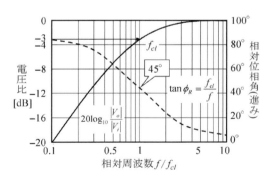

図 1.50 CR 微分回路の周波数特性

[38) この回路は正確には不完全微分回路であり，後述するオペアンプを用いた微分回路とは異なる．
[39) この図は入力電圧の周波数を低域遮断周波数で割って正規化した値 (相対周波数) を横軸に，入力電圧の絶対値に対する出力電圧の絶対値の比をデシベルで表したものと入力電圧に対する出力電圧の位相差を縦軸にとったものである．
[40) 遮断周波数に対応する周波数の示す点を電気回路では半電力点とよぶ．振幅の 2 乗がエネルギーに相当するからである．

より V_R が E の $1/\sqrt{2}$ になる．したがって，この点の周波数が f_{cl}（$\omega_{cl}=2\pi f_{cl}$）であり，出力 V_o のエネルギーが平坦な通過域の 1/2 に減衰する[41]．

図 1.50 でも入力電圧の周波数が低域遮断周波数 f_{cl} と等しくなると出力電圧 V_o は $E/\sqrt{2}$（−3dB，約 70.7%）であり，出力電圧の位相は入力電圧より $\pi/4$[rad]($45°$) 進むことを示している．

1.5.3 CR 回路の C 端子の応答特性

前項の微分回路では図 1.47 の抵抗の端子電圧 V_R に注目したが，ここでは図 1.51 のようにコンデンサの端子電圧 V_C に注目し，これを出力電圧 V_o とする．まず前項と同様に振幅 E のステップ電圧を加えた場合について考える．このとき出力電圧は指数関数的に上昇し，最終値は振幅に等しくなる．このとき t 秒後の V_o については前述の電圧配分から以下の式が成立する．

$$V_o = E\left\{1 - \exp\left(-\frac{t}{CR}\right)\right\} \tag{1.68}$$

この場合，ステップ電圧を加えてから時定数 $\tau = CR$ 後の出力電圧は入力電圧の約 63%($1 - e^{-1}$) まで上昇する．入力信号が変化する時間に比べて時定数を十分大きくとった回路は，図 1.52 に示すように，入力信号を不完全ながら積分するので不完全積分回路[42]と呼ばれる．

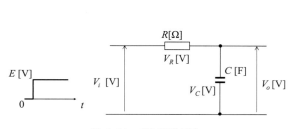

図 1.51 CR 積分回路

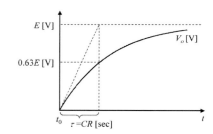

図 1.52 CR 積分回路のステップ電圧に対する応答

次にこの回路に正弦波交流電圧 $V_i(= Ee^{j\omega t})$ を入力し，$V_o(= V_C)$ を出力とすると以下の関係式が成立する．

$$V_o = \frac{\frac{1}{j\omega C}}{R + \frac{1}{j\omega C}} V_i = \frac{1 - j\omega CR}{1 + (\omega CR)^2} V_i \tag{1.69}$$

---

[41] 周波数を遮断周波数で正規化してあるので横軸の相対周波数 5 は $5 \times f_{cl}$[Hz] を意味する．
[42] 微分回路と積分回路の違いは抵抗とコンデンサのどちらに注目するかの違いによる．同様に，積分は不完全積分（1 次遅れ）回路という．時定数が大きい場合に近似的に積分回路となる．以下，この回路を CR 積分回路とよぶ．

ここで $x = \dfrac{1}{1+(\omega CR)^2}|V_i|$, $y = -\dfrac{\omega CR}{1+(\omega CR)^2}|V_i|$ とすれば，以下の円の方程式を得る (図 1.53).

$$\left(x - \frac{E}{2}\right)^2 + y^2 = \left(\frac{E}{2}\right)^2 \quad (y \leq 0) \tag{1.70}$$

図 1.54 は，図 1.50 と同様に積分回路の特性をボード線図で示したものである．また，先の微分回路と逆に，ある周波数より低い周波成分を通すので，これを低域濾波回路 (low pass filter) とも呼ぶ．この閾値 f_{ch}[Hz] を高域遮断周波数 (high cutoff frequency) といい，以下の式で与えられる．

$$f_{ch} = \frac{1}{2\pi CR} \tag{1.71}$$

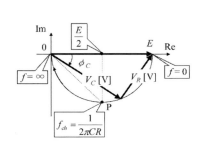
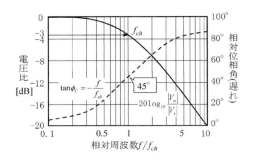

図 1.53　CR 積分回路のベクトル周波数特性　　図 1.54　CR 積分回路の周波数特性[43]．

入力電圧の周波数が高域遮断周波数と等しいとき，出力電圧 V_o は $E/\sqrt{2}$ (-3dB，約 70.7%) であり，出力電圧の位相は微分回路とは逆に $\pi/4$[rad]($45°$) 遅れる．図 1.53 の P 点における物理的性質はこの現象に一致する．

1.6　LR 回路

1.6.1　LR 直列回路の記述

図 1.55 のように抵抗 R とインダクタンス L の直列接続した回路では，図 1.45 に示したようにコイルの端子電圧の位相が電流より $\pi/2$[rad]（$90°$）進むので CR 回路と同様にインピーダンスを考慮しなければならない．LR 直列回路の電流 I, 電源電圧 V_i, 抵抗の端子電圧 V_R, およびコイルの端子電圧 V_L の時間変化を図 1.56 に示す．また，各電圧の位相関係および抵抗 R, 誘導性リアクタンス jX_L およびインピーダンス Z の関係をそれぞれ図 1.57(a)(b) に示す．コイルの誘導性リアクタンスの絶対値 X_L が $\omega L(=2\pi fL)$[Ω] なので図 1.57(b) より，複素インピーダンス Z[Ω] は CR 直列回路と同様に以下の式で与えられる．

$$Z = R + j\omega L \tag{1.72}$$

---

[43] CR 微分回路の場合と同様に，周波数を遮断周波数で正規化してある．遮断周波数に対応する周波数の示す点を同様に半電力点という．

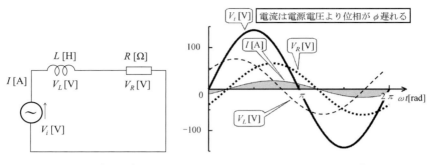

図 1.55　LR 直列回路　　　図 1.56　LR 回路の電圧・電流の位相の関係

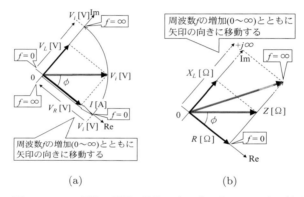

(a)　　　　　　　　　(b)

図 1.57　LR 回路の電圧・電流・インピーダンスベクトル軌跡

また電流と電圧との位相角 ϕ は

$$\phi = \tan^{-1}\frac{X_L}{R} = \tan^{-1}\frac{2\pi f L}{R} \tag{1.73}$$

である．また，時刻 t における回路関係が

$$L\frac{dI}{dt} + RI = V_i \tag{1.74}$$

で表される．これを解いて電流の時間変化 $I(t)$ が求められるので，種々の回路の動特性を検討することができる．

1.6.2　LR 回路の L 端子の応答特性

図 1.58 に示す LR 回路においてコイル L の端子電圧 $V_L[\mathrm{V}]$ を出力電圧 V_o とする．CR 直列回路と同様にステップ電圧変化を入力すると，図 1.59 のような出力が得られる．ここで入力電圧の変化時にはコイルに磁束変化を大きく与えるので磁束変化を妨げるように発生する逆起電力は大きい．したがって，入力電圧がすべてインダクタンスの両端に配分されるので出力電圧は大きい．時間が経

過するにつれて磁束変化が小さくなると，電流も流れやすくなりその端子電圧 V_L も減少する．この電流増加につれて抵抗の両端の電圧 V_R も増大する．

別の見方をすると次のようになる．ステップ電圧 E を加えた瞬間は入力電圧の変化が大きく，現象が急激に変化するので，リアクタンスがきわめて大きくほとんどの電圧がインダクタンスにかかる．時間とともに電源電圧に対するリアクタンスは小さくなるので，抵抗にかかる電圧は増加し，やがて出力電圧 V_o は 0 に近づく．すなわち，入力電圧の変化分が小さくなるとインダクタンスの影響が少なくなり，指数関数的に出力電圧 V_o が減少する[44]．

入力として振幅 E のステップ電圧を加えてから t 秒後の出力電圧 V_o については式 (1.74) より以下の式のように求まる．

$$V_o = E \exp\left(-\frac{R}{L}t\right) \tag{1.75}$$

このとき，この回路の時定数 τ[sec] は以下のようになる．$t=\tau$ のときの出力電圧は入力電圧の約 37%(e^{-1}) となる．

$$\tau = \frac{L}{R} \tag{1.76}$$

時定数を十分小さくすれば，出力の急峻な変化を得るので，この回路は図 1.59 からもわかるように，入力電圧を近似的に微分する特性をもつ不完全微分回路である (以下，LR 微分回路とよぶ)．

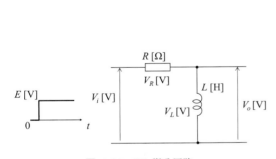

図 1.58 LR 微分回路

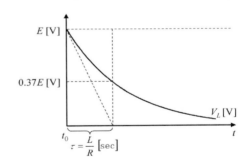

図 1.59 LR 微分回路のステップ電圧に対する応答

この回路に振幅 E，周波数 ω の正弦波交流電圧 $V_i(= Ee^{j\omega t})$ を入力すると以下の式を得る．

$$V_o = \frac{j\omega L}{R + j\omega L}V_i = \frac{\left(\frac{\omega L}{R}\right)^2 + j\frac{\omega L}{R}}{1 + \left(\frac{\omega L}{R}\right)^2}V_i \tag{1.77}$$

ここで

$$x = \frac{(\omega L/R)^2}{1 + (\omega L/R)^2}|V_i| \quad , \quad y = \frac{(\omega L/R)}{1 + (\omega L/R)^2}|V_i|$$

---

[44] 入力電圧の急激な変化は周波数が無限大とみなせる．入力電圧が一定になると変化がないので周波数が 0 とみなせるからである．

とおいて $\omega L/R$ を消去すれば以下の円の方程式を得る.

$$\left(x - \frac{E}{2}\right)^2 + y^2 = \left(\frac{E}{2}\right)^2 \quad (y \geq 0) \tag{1.78}$$

周波数 f の入力の振幅 $V_i(=Ee^{j\omega t})$ に対する $V_o = V_L$, V_R の関係が図 1.60 のように表記できる. 周波数が高いほどコイルのリアクタンスが大きくなって電圧配分が大きくなるので, 出力電圧 V_o はステップ入力の振幅 E に近づく. すなわち, 高い周波数の信号を通す高域濾波回路になる (図 1.61). このときの低域遮断周波数 f_{cl}[Hz] は以下の式で与えられる.

$$f_{cl} = \frac{R}{2\pi L} \tag{1.79}$$

入力電圧の周波数 f が低域遮断周波数 f_{cl} と等しい図 1.60 の P 点において, 出力電圧 V_o は $E/\sqrt{2}$(−3dB, 約 70.7%) であり, 出力電圧の位相は $\pi/4$[rad](45°) 進むことになる.

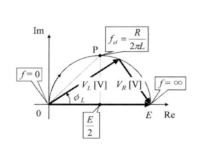
図 1.60　LR 微分回路のベクトル周波数特性

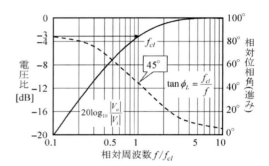
図 1.61　LR 微分回路の周波数特性

1.6.3　LR 回路の R 端子の応答特性

前項の不完全微分回路では図 1.55 のインダクタンスの端子電圧に注目したが, ここでは図 1.62 のように抵抗の端子電圧 V_R に注目し, これを出力電圧 V_o とする. 前項と同様に振幅 E のステップ電圧を加えると出力電圧は指数関数的に上昇し, 最終値は振幅 E に等しくなる.

また, ステップ電圧を加えた瞬間は入力電圧の周波数が大きく変化するとみなせるので上述のように V_L の端子電圧が E となり, 出力電圧 V_o は 0 となる. その後も出力電圧 V_o はインダクタンスのために急速に入力電圧 E に達することができず指数関数的に上昇する. これらの関係を図 1.63 に示す. 振幅 E のステップ電圧を加えてから t 秒後の出力電圧 V_o は R 端子の電圧配分から以下の式が成立する.

$$V_o = E\left\{1 - \exp\left(-\frac{R}{L}t\right)\right\} \tag{1.80}$$

この回路の時定数 $\tau = L/R$[sec] で与えられ, ステップ電圧を加えてから τ 秒後の出力電圧は入力電圧の約 63%$(1-e^{-1})$ となる. ここで時定数を十分大きくすれば, 出力の直線的な変化が得られる. したがって, この回路は入力電圧を近似的に積分するので不完全積分回路 (一次遅れ回路) と呼ばれる (以下 CR 不完全積分回路と同様に LR 積分回路とよぶ).

1.6 LR 回路

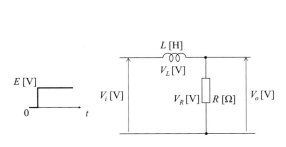

図 1.62 LR 積分回路

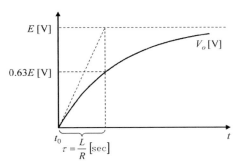

図 1.63 LR 積分回路のステップ電圧に対する応答

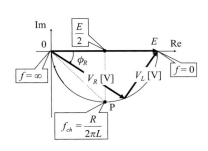

図 1.64 LR 積分回路のベクトル周波数特性

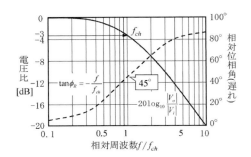

図 1.65 LR 積分回路の周波数特性

この回路に正弦波交流電圧 $V_i(=Ee^{j\omega t})$ を入力し，出力を V_o とすると以下の式を得る．

$$V_o = \frac{1}{1+j\frac{\omega L}{R}} V_i = \frac{1-j\frac{\omega L}{R}}{1+\left(\frac{\omega L}{R}\right)^2} V_i \tag{1.81}$$

ここで

$$x = \frac{1}{1+\left(\frac{\omega L}{R}\right)^2}|V_i|, \quad y = -\frac{\frac{\omega L}{R}}{1+\left(\frac{\omega L}{R}\right)^2}|V_i|$$

とおいて，$\omega L/R$ を消去すれば以下の円の方程式を得る (図 1.64)．

$$\left(x-\frac{E}{2}\right)^2 + y^2 = \left(\frac{E}{2}\right)^2 \quad (y \leq 0) \tag{1.82}$$

周波数が低いほどインダクタンスの影響が少なくなるので出力電圧 V_o は入力電圧 E に近づく．すなわち，高周波の電圧を入力しても出力電圧に表れない低域濾波回路となる．このときの高域遮断周波数 f_{ch}[Hz] は以下の式で与えられる．

$$f_{ch} = \frac{R}{2\pi L} \tag{1.83}$$

入力電圧の周波数 f が高域遮断周波数 f_{ch} と等しい図 1.64 の P 点において，出力電圧 V_o は $E/\sqrt{2}$(−3dB, 約 70.7%) であり，出力電圧の位相は前節の不完全微分回路の逆に $\pi/4$[rad](45°) 遅れることになる (図 1.65)．

1.7 LC回路

1.7.1 LC直列回路

図 1.66 のようなインダクタンス L とコンデンサ C の直列回路では，位相が $\pi[\mathrm{rad}](180°)$ 異なるので誘導性リアクタンス jX_L と容量性リアクタンス jX_C は互いに打ち消し合うように働く．したがって，ある特定の周波数で X_L と X_C が等しいとき

$$jX = j(X_L - X_C) = j0\ [\Omega] \tag{1.84}$$

となるので，電圧が 0[V] となる．このようなときに回路が共振 (resonance) したという．ここで $X_L = 2\pi fL$ および $X_C = 1/2\pi fC$ を考慮して共振周波数を f_r[Hz] とすると共振時には

$$2\pi f_r L = \frac{1}{2\pi f_r C} \tag{1.85}$$

が成立するので，共振周波数 f_r は以下の式で求められる．

$$f_r = \frac{1}{2\pi\sqrt{LC}} \tag{1.86}$$

このように L と C を組み合わせ，共振を起こす回路を共振回路もしくは同調回路[45]という．

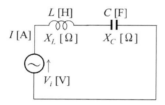

図 1.66　LC 直列回路

1.7.2 LC並列回路

図 1.67 のように並列接続した，インダクタンス L とコンデンサ C の並列回路に正弦波交流電圧 $V_i(= Ee^{j\omega t})$ を加えたとき，L と C に流れる電流 I_L，I_C は以下のようになる．

$$I_L = \frac{V_i}{j2\pi fL} \tag{1.87}$$

$$I_C = j2\pi fCV_i \tag{1.88}$$

抵抗のみで構成される並列回路の場合，合成電流 I は 2 式の合計で与えられるが，インダクタンス L とコンデンサ C の場合，位相が $\pi[\mathrm{rad}](180°)$ 異なるので，実際には互いに打ち消し合って以下のように求められる．

$$I = I_L + I_C = \frac{V_i}{j2\pi fL} + j2\pi fCV_i = -j\left(\frac{1}{2\pi fL} - 2\pi fC\right)V_i \tag{1.89}$$

---

[45] 通信工学で，ある特定の周波数を選択する回路のことである．たとえば，放送の選局のために使われる．

ここで理論上, $I=0$[46] となる瞬間の共振周波数 f_r は以下の式で求められる.

$$f_r = \frac{1}{2\pi\sqrt{LC}} \tag{1.90}$$

このときの電流値 I は $I_r=0$ でインピーダンス Z は $Z=\infty$ である. この状態を並列共振といい, LC 並列回路を並列共振回路という.

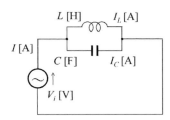

図 **1.67** LC 並列回路

1.7.3 LC フィルタ回路

一般的な LC の組み合わせにより種々のフィルタが構成できることが回路理論により知られている. これらをリアクタンス回路という[47]. その種類を表 1.6 に示す. これらの回路は基本形なのでフィルタの実現時には用途によりこれらの回路を組み合わせて目的の特性を得る.

フィルタの性能は 4 種類に分類される. 遮断周波数 f_c は通過域の平坦部から 3[dB] 減衰した周波数を表す (図 1.68).

表 **1.6** フィルタの周波数特性

種　類	機　能
ローパス・フィルタ (LPF, low pass filter)	直流からある周波数 (pass band) までの信号を通過させ, ある周波数以上では阻止するフィルタ.
ハイパス・フィルタ (HPF, high pass filter)	ある周波数以上の信号は通過させ, ある周波数以下から直流までは阻止するフィルタ
バンドパス・フィルタ (BPF, band pass filter)	ある帯域の周波数だけを通過させ, それよりも低い周波数と高い周波数は阻止するフィルタ
バンド・エリミネーション・フィルタ (BEF, band elimination filter)	ある周波数だけを阻止するフィルタで, ノッチ・フィルタ, トラップ・フィルタ, バンド・リジェクト・フィルタともいう.

---

[46] 実際にはコイルのもつ抵抗成分のために 0 になることはない.
[47] リアクタンス回路の零点と極点の配置からフィルタが構成できる. 詳細は他の成書を参照.

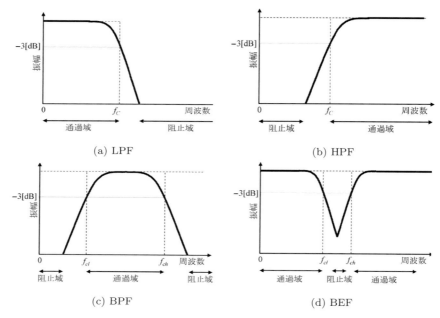

図 **1.68** フィルタの周波数特性

1.8 RLC 共振回路

1.8.1 RLC 直列回路

図 1.66 のような回路では共振時にリアクタンスが相殺されて 0[Ω] となり，電流が無限大に流れてしまうことになるが，実際のコイルは巻き線分の抵抗分 R をもつので，図 1.69(a) のような R-L-C の直列回路となる．この回路のインピーダンスの絶対値 $|Z|$ は以下の式で求められる[48]．

$$|Z| = \sqrt{R^2 + (X_L - X_C)^2} = \sqrt{R^2 + \left(2\pi f L - \frac{1}{2\pi f C}\right)^2} \tag{1.91}$$

また，位相角 ϕ は以下のようになる[49]．

$$\phi = \tan^{-1}\frac{X_L - X_C}{R} = \tan^{-1}\frac{2\pi f L - 1/2\pi f C}{R} \tag{1.92}$$

したがって，このとき $2\pi f L - 1/2\pi f C > 0$ が成立していれば $\phi > 0$ であるので，電流は電圧より位相が遅れ，回路は誘導性となる．$2\pi f L - 1/2\pi f C < 0$ ならば $\phi < 0$ であるので，電流は電圧より位相が進み，回路は容量性となる．

---

[48] 複素インピーダンスは $\{R + j(\omega L - 1/\omega C)\}$ である．
[49] 共振したとき回路のリアクタンス分が 0 になるので電流と電圧の位相差は 0[°] になる．

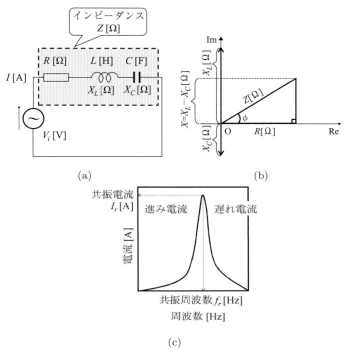

図 1.69　RLC 共振回路

1.8.2　RLC 並列回路

図 1.67 の回路では共振すると合成電流 I_r が 0 となったが，実際にはコイルおよびコンデンサに含まれる抵抗分により 0 となることはない．ここでは図 1.70(a) のような R-L-C の並列回路について考える．この回路の合成電流の絶対値 $|I|$ は正弦波交流電圧 $V_i(=Ee^{j\omega t})$，R，L，C に流れる電流 I_R，I_L，I_C を用いて以下のように求められる．

$$|I| = \sqrt{|I_R|^2 + (|I_L| - |I_C|)^2} = |V_i|\sqrt{\left(\frac{1}{R}\right)^2 + \left(\frac{1}{2\pi fL} - 2\pi fC\right)^2} \qquad (1.93)$$

したがって，インピーダンスの絶対値 $|Z|[\Omega]$ は以下のように求められる．

$$|Z| = \frac{|V_i|}{|I|} = \frac{1}{\sqrt{(1/R)^2 + (1/2\pi fL - 2\pi fC)^2}} \qquad (1.94)$$

また，位相角 ϕ は以下のようになる[50]．

$$\phi = \tan^{-1} R\left(\frac{1}{2\pi fL} - 2\pi fC\right) \qquad (1.95)$$

共振周波数 f_r において，インピーダンス Z は $Z=R$ で最大となり，合成電流 I_r は $I_r = V_i/R$ で最小となる．

---
[50] RLC 直列共振回路と同様に，共振時に電流と電圧の位相差は 0[°] になる．

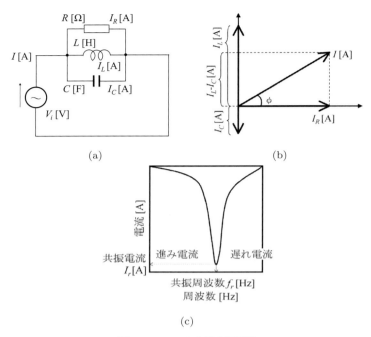

図 1.70　RLC 並列共振回路

1.8.3　共振回路の応用例

共振回路を応用した例として，ラジオやテレビのチューナー (同調回路) が挙げられる．アンテナ回路から入ってくるさまざまな周波数の放送電波から目的の周波数のものを取り出す回路で，コイルとコンデンサで構成されている．

コンデンサの容量を変化させると共振周波数が変動するので目的の周波数と共振周波数が一致すると，その周波数の電波の電流のみ取り出すことが可能になる．インダクタンスを変化させても同様のことがいえる (図 1.71)．

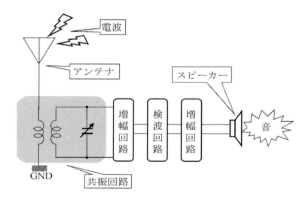

図 1.71　共振回路の応用例

実習の準備

1　実習に当たって

　本書で扱うすべての実習テーマは扱う対象が電気現象で，それを観測することにより，同時にその背景を学び，そこから発展的に応用が考えられるように構成したものである．一般に，電気は通電の状態が目に見えない現象なので，安全を重視した取り扱いが重要である．

　実習を通して，現象を正しく理解し，それを自分の意見・知識を総合して第三者に伝えるだけでなく，自分の行ったこと，思考結果を主張し，説得する方法をも併せて学ぶ．

　したがって，実習の客観性・再現性を主張するために，実験器具たとえば測定器類についてや実習環境・実習者などを明記し，学問的見地からも自らの考えを明確にするうえで論理性を貫く図解と数理的解析をも配置した文章構成の報告書を書く必要がある．

　以下では，実習に関する諸注意を実際に即して述べるが，その報告の仕方を含めた細部については巻末付録としてまとめる．

　測定や計測に本質的に要求されるものは，安全な測定法であることはいうまでもないが，不必要なエネルギーや物質を取るようなことを避け，できるだけ測定対象の現象を乱さない計測を心がけることが肝要である．すなわち，測定箇所で内部の状態を乱さないような計測を念頭に置く必要がある．

2　実習の注意事項

① 実習は実践を重要視するので必ず出席し，自らの手で実行すること．
② 実習課題については，当日までその目的，理論，方法などをよく検討しておくこと．
③ 始業時間を守り静粛にし，当該実習関連機器以外に手を触れないこと．
④ 実習機器の取扱いには十分注意すること．
⑤ 実習開始に当たっては，配線など接続に誤りがないかよく点検すること．
⑥ 各組とも題目の変わるごとに主任を決め，協力して能率を高めること．
⑦ 観測者と記録者とは適宜交替して実習を行い，全員が実習技術，記録要領を合わせて習得すること．記録者の一人はその都度測定値を方眼紙等に描いて，実習結果の正誤や見通しに注意すること．
⑧ 実習中に疑問が生じたときには，担当教員に質問して検討を受けること．
⑨ 実習が完了したときは，電源を必ず切ること．さらに，各部の接続を解いて諸機器を整頓しておくこと．
⑩ 実習が終了後，次回の実習課題の指示を受け，実習器材について予め検討しておくこと．

⑪ 実習の測定値は各自の実習ノートに記入し，使用した機器の型，定格，備品番号，個数，当日の天候，室温などを記録しておくこと．

⑫ 実習報告書 (report) は実習完了後1週間以内に担当教員に提出すること．

3 測定器の基礎

A テスタの使い方

電圧・電流・抵抗を1つの計測器で測定できるものをテスタという．切替スイッチ (レンジという) によって直流・交流の切り換えを行い，かつ電圧・電流・抵抗の各測定範囲を適切に選んで測定する (図 A.1)．

可動コイル型メータの指針が指すメモリを読むアナログ型と，測定値をデジタル表示するデジタル型があり，デジタル型は DMM(digital multi meter) ともいう (図 A.2)．

一般に，デジタル型のほうが多機能であり，使用者の違いによる表示の読み違いがほとんど起こらないが，電源がなければまったく動作しない．

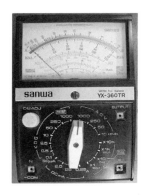
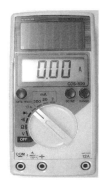

図 A.1　アナログテスタの外観　　図 A.2　デジタル・マルチメータの外観

B オシロスコープの使い方

オシロスコープ (oscilloscope) とは入力電圧と時間に応じた輝点の運動およびその軌跡をブラウン管表示して「電圧信号波形の時間経過による変化を観測する」計測器である．

信号処理の方式により，アナログ式とデジタル式に分類される．アナログ式はリアルタイムで信号を処理してブラウン管に表示するので1[GHz]の周波数帯域まで観測可能である．これに対して，デジタル式では測定した信号入力をデジタルデータとして記憶し表示するので数十[GHz]まで観測可能である．データを記憶 (store) することから，デジタル・ストレージ・スコープ (digital strage scope) ともいう (図 A.3)．

[動作原理]

ブラウン管，すなわち陰極管 (cathode ray tube) の根元にある電子銃から放射された熱電子が，平行に配置された2枚の電極である偏向板の間を通過すると，偏向板に加えた電圧により進路を曲

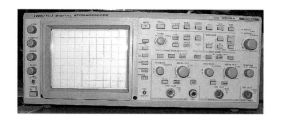

図 A.3 オシロスコープの外観

げられ蛍光板に衝突する．蛍光板には蛍光体が塗付されており，熱電子の衝突エネルギーによって発光する．したがって，ブラウン管の応答特性により計測可能な周波数の上限が決まる．

デジタル・ストレージ・スコープは A/D 変換によって電圧を離散化して処理を行う．この処理速度によって計測可能な周波数の上限が決まるので，サンプリング式の場合，数十 [GHz] まで観測可能である．また，ブラウン管に高速な応答特性が必要ないので，一般用 TV 受像器で使用されている電磁偏向型ブラウン管や液晶モニタなどが利用されている．

[周波数測定]

周波数測定には，ブラウン管に描かれた波形の時間スケールから周波数を読み取るほか，リサージュ法がある．

a) リサージュ法は，図 A.4 のように接続し，f_2[Hz] を変化させて，ブラウン管上の図形から f_1[Hz] の周波数を知る方法である．具体的には，水平入力端子 (X) と垂直入力端子 (Y) にそれぞれ正弦波を入力して描かれる図形を観察する．

b) 外部水平入力端子に垂直入力端子の整数倍の周波数の正弦波を加えると，表 A.1 に示すようなリサージュ図形 (Lissajous figure) が表示される．これにより，既知周波数 f_2[Hz] から未知周波数 f_1[Hz] が推測できる．

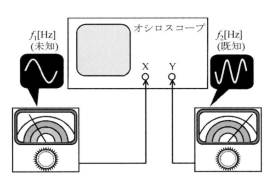

図 A.4 リサージュ法

表 A.1 リサージュ図形

	振動数比	1:1	1:2	1:3	2:3
位相差	0[rad]				
	$\pi/2$[rad]				

C アナログとデジタル

アナログとは連続的に変化する量を指す言葉で，自然科学で扱う通常の現象は基本的にアナログ量である．たとえば，電圧・電流や長さ・質量・時間などは基本的に区切りのない量である．これらの物理量を測定するとき，有限の桁数で区切らなければ表現できない．このように，有限の桁数で表現したものがデジタル量である．したがって，デジタル量は表現された最小桁に必ず誤差を含んでいると考えてよい．なお，時間的・空間的に連続的に測定されたものは連続系データであり，そうでない測定値は離散系データとよぶ．

電気的な手法でアナログ量をデジタル化して表現するために，A/D 変換器 (analog digital converter) を使用する．これは測定された電圧値を数値化するためのインターフェースで，有効数字は分解能に依存する．したがって，電圧以外の物理量を測定するためにはトランスデューサなどによって電圧値に変換してから測定する．

なお，この逆の手法によりデジタル量として設定した数値に従って電圧を出力する D/A 変換器 (digital analog converter) がある．これとは別に，TTL(transister transister logic) レベルでの信号伝達，すなわちデジタル信号の伝達を行うために，PIO (pararell input output) ボードを使用することもある．

4 自分の意見・知識を伝えるために

A 実習報告書の書き方

実習報告書は課題ごとに以下の形式に従い，上もしくは左側 2ヶ所を閉じ 1 冊に綴って提出する．なお，記述・作図はワープロもしくはパソコンを活用するのが望ましい (図 A.5)．

表　紙：実習題目，日付，実習者氏名，提出者氏名など記入．

内　容：次の順序で記入する．

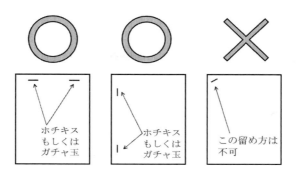

図 **A.5** レポートの綴じ方

1. 目的　実習の目的を記入する．

2. 方法　以下の点に注意し，必要なら回路図などを示して記述する．
   - 理論：　実習に直接応用した理論，その特徴を書く．
   - 器具：　使用器具およびその型式を記述する．
   - 材料：　実習に用いた材料，測定部品などの型番などを記述する．

3. 結果　結果の表記を工夫する．たとえばグラフに表して諸量の関係が一目でわかるようにする．特に目盛の大きさを工夫してわかりやすく描くこと．

4. 考察　文献や理論に基づいた実習結果の検討，実習上の注意事項，失敗など．

5. 文献　上記の事柄について参考とした文献を載せる．

B　測定後の検討，処理

[データの記入法]

a) 単位はカッコで囲む（医学系では（），工学系では [] を使うのが一般的）．
   なお，単位は SI 単位系が望ましい．
   例　[A], [mV]

b) 表のタイトルは表の上に書く．

c) 適当な有効桁数に注意し，全体を統一する．

d) 数値は右詰めで小数点を揃えて書く．

悪い例		良い例	
3.252	2.37	3.25	2.37
5.1	3.54	5.10	3.54
2	1.67	2.00	1.67

[グラフの書き方]（図 A.6）

a) グラフのタイトルはグラフの下に書く．

b) 縦軸と横軸の原点の位置，数値，パラメータ，単位を明記する．
c) 測定点は大きめに書き，区別する場合には○，●，△，×，□などを用いる．
d) 現象の背後にある法則性や関数型を考慮し，直線や曲線を描く．
e) 直線は定規を使い，数字は丁寧に書く．
f) 曲線書きには，なるべく雲型定規や自在定規を用いる．

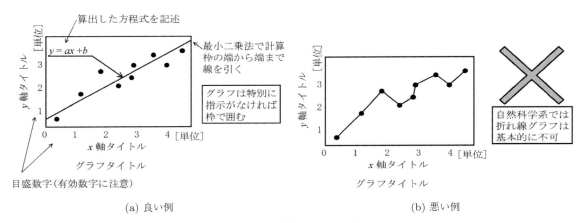

図 A.6　基本的なグラフの書き方

自然科学系で描画するグラフは，数学におけるそれと意味が異なることに注意する．すなわち，数学は理論的に構築された数式に基づいた計算値を描画する．多くの場合，その範囲は $-\infty \sim \infty$ で定義されるので，グラフの端は開放する．自然科学系では誤差を含む測定値をプロットし，そこに測定した範囲内で成立する関係式を見出すことを主たる目的とする．自然現象は多くの場合，非線形の関係式で記述されるが，測定可能な限定される範囲内で線形の関係式を想定する．したがって，描画するグラフはこの測定範囲を考慮し，適切な範囲を設定した枠で囲むことが望ましい．

なお測定項目が理想的な関係式で記述可能な場合でも，さまざまな要因に基づく測定誤差が存在する．したがって，関係式を想定した直線もしくは曲線を描画する場合，プロットした測定点が線上に必ず存在するものではない．この観点から，折れ線グラフや補間曲線はほとんど用いない．

[最小二乗法]

実験により得られた測定点 (x_i, y_i) の組をグラフにプロットすると，直線もしくは曲線で表される x と y の関係式を想定できる場合がある．この関係を求めることにより，測定点以外の任意の x に対する y を算出できるようになる．関係式を近似するために最も多く用いられているのが最小二乗法である．

すでに述べたように，測定値は必ず誤差を含むので，ここに関係式を求める場合，真の値を考慮して求めなければならない．n 組の測定点 (x_i, y_i) について $y = a_0 + a_1 x$ なる関係が存在していると仮定した場合に，係数 a_0, a_1 について

誤差の二乗和が $\varepsilon = \sum\limits_{i=1}^{n} \{(a_0 + a_1 x_i) - y_i\}^2$ なので，残差二乗和が最小となるように係数を決定する．このために ε を a_0, a_1 について偏微分して以下の2式を得る．

$$\left.\begin{array}{l} \dfrac{\partial \varepsilon}{\partial a_0} = 2\sum\limits_{i=1}^{n} \{(a_0 + a_1 x_i) - y_i\} = 0, \\ \dfrac{\partial \varepsilon}{\partial a_1} = 2\sum\limits_{i=1}^{n} x_i \{(a_0 + a_1 x_i) - y_i\} = 0 \end{array}\right\}$$

これを整理して以下の連立方程式を得る．

$$\left.\begin{array}{l} a_0 \sum\limits_{i=1}^{n} 1 + a_1 \sum\limits_{i=1}^{n} x_i = \sum\limits_{i=1}^{n} y_i \\ a_0 \sum\limits_{i=1}^{n} x_i + a_1 \sum\limits_{i=1}^{n} x_i^2 = \sum\limits_{i=1}^{n} x_i y_i \end{array}\right\}$$

未知の係数 a_0, a_1 を求めるためには連立方程式を解けばよい．

なお一般式 $y = a_0 + a_1 x + a_2 x^2 \cdots a_m x^m$ を用いた場合については以下の関係が成立する．

$$\left.\begin{array}{l} a_0 \sum\limits_{i=1}^{n} 1 + a_1 \sum\limits_{i=1}^{n} x_i + a_2 \sum\limits_{i=1}^{n} x_i^2 \cdots + a_m \sum\limits_{i=1}^{n} x_i^m = \sum\limits_{i=1}^{n} y_i \\ a_0 \sum\limits_{i=1}^{n} x_i + a_1 \sum\limits_{i=1}^{n} x_i^2 + a_2 \sum\limits_{i=1}^{n} x_i^3 \cdots + a_m \sum\limits_{i=1}^{n} x_i^{m+1} = \sum\limits_{i=1}^{n} x_i y_i \\ a_0 \sum\limits_{i=1}^{n} x_i^2 + a_1 \sum\limits_{i=1}^{n} x_i^3 + a_2 \sum\limits_{i=1}^{n} x_i^4 \cdots + a_m \sum\limits_{i=1}^{n} x_i^{m+2} = \sum\limits_{i=1}^{n} x_i^2 y_i \\ \quad\vdots \qquad\qquad \vdots \qquad\qquad \vdots \\ a_0 \sum\limits_{i=1}^{n} x_i^m + a_1 \sum\limits_{i=1}^{n} x_i^{m+1} + a_2 \sum\limits_{i=1}^{n} x_i^{m+2} \cdots + a_m \sum\limits_{i=1}^{n} x_i^{m+m} = \sum\limits_{i=1}^{n} x_i^m y_i \end{array}\right\}$$

未知の係数 a_0, a_1, $\cdots$, a_n は連立方程式を前述と同様に解けばよい．

実習1　テスタの使用法

【目　的】
最も基本的な電気計測器であるテスタの使用法を学ぶ．実際にいろいろな測定を行い，種々の素子についてその性質を理解する．

【方　法】
① 5種類の抵抗の公称値(カラーコード)を読み，アナログテスタで実測せよ．抵抗レンジは×1[Ω]，×10[Ω]，×1[kΩ]，×10[kΩ]のそれぞれを使用すること．表には読み取った色も記入すること．
同一の抵抗を使用した場合でも実測値が異なる場合には，その理由について考察せよ．

	カラーコード	公称値(誤差)	測定レンジ [Ω]			
			×1	×10	×1k	×10k
R_1						
R_2						
R_3						
R_4						
R_5						

② ①の結果について検証するために以下の手順に従って測定・考察せよ．①で測定した抵抗から，任意の2本 (R_1, R_2)(0.5〜5[kΩ])の範囲にあり，2本の比が1:2程度のものが望ましい)を選択し，(a)(b)の項目について測定せよ．その後(c)(d)の項目について実験結果を用いて算出し，その結果について考察せよ．

a) 図E1.1上の回路を構成してテスタの電圧測定レンジを切り替えて V_1, V_2 を測定し，V_1/V_2 が一定値となることを確認せよ．このとき，電源電圧は測定レンジを考慮して概算にて決定せよ．一定値にならない場合，その原因について考察せよ．更に，抵抗のカラーコードから読み取った公称値の比 R_1/R_2 と V_1/V_2 を比較し，誤差の原因について考察せよ．

測定レンジ [V]	2.5	10
V_1[V]		
V_2[V]		
V_1/V_2(実測値)		
R_1/R_2(公称値)		

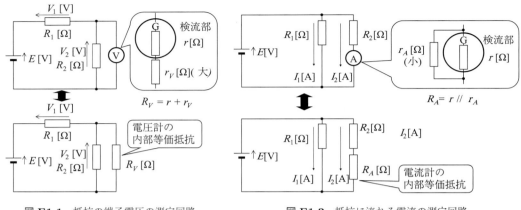

図 E1.1 抵抗の端子電圧の測定回路 **図 E1.2** 抵抗に流れる電流の測定回路

b) 図 E1.2 上の回路を構成してテスタの電流測定レンジを切り替えて，電流 I_1, I_2 を測定せよ．

測定レンジ [mA]	2.5	25	250
I_1[A]			
I_2[A]			

c) (a), (b) の結果から式 (E1.13) を用いてテスタの電流測定レンジごとの内部抵抗 R_A[Ω] を算出し，さらに抵抗値の真値を算出せよ．抵抗測定レンジでの測定値・公称値との誤差について考察せよ．

d) (c) の結果と式 (E1.4), (E1.5) から，テスタの電圧測定レンジごとの測定値 V_1, V_2[V] それぞれに対応する内部抵抗 R_V[Ω] を算出し，それらの誤差について検討せよ．

測定レンジ [mA]	2.5		25		250	
電圧測定レンジ [V]	2.5	10	2.5	10	2.5	10
R_A[Ω]						
R_1[Ω](計算値)						
R_1(公称値) との誤差 [%]						
R_2[Ω](計算値)						
R_2(公称値) との誤差 [%]						
電圧測定結果	V_1 V_2	V_1 V_2	V_1 V_2	V_1 V_2	V_1 V_2	V_1 V_2
2.5[V] レンジの内部抵抗 $R_{V2.5}$[Ω]						
10[V] レンジの内部抵抗 R_{V10}[Ω]						

図 E1.1 において電圧計の内部抵抗 $R_V[\Omega]$ と抵抗 $R_2[\Omega]$ の合成抵抗を $R'_2[\Omega]$ とすると抵抗 $R_2[\Omega]$ の端子電圧 $V_2[V]$ は以下の式で表される.

$$V_2 = \frac{R'_2}{R_1 + R'_2}E \tag{E1.1}$$

合成抵抗 $R'_2[\Omega]$ は以下の式で表される.

$$R'_2 = \frac{R_2 R_V}{R_2 + R_V} \tag{E1.2}$$

したがって,$V_2[V]$ は以下のようになる.

$$V_2 = \frac{R_2 R_V}{R_1 R_2 + R_1 R_V + R_2 R_V}E = \frac{R_2}{R_1 + R_2 + \frac{R_1 R_2}{R_V}}E \tag{E1.3}$$

式 (E1.3) を移項して整理すると式 (E1.4) が導出される.

$$R_1 R_2 = R_V \left(\frac{E - V_2}{V_2} R_2 - R_1 \right) \tag{E1.4}$$

同様に抵抗 $R_1[\Omega]$ の端子電圧 $V_1[V]$ についても同様に求められるので,以下の式 (E1.5) が成立する.

$$R_1 R_2 = R_V \left(\frac{E - V_1}{V_1} R_1 - R_2 \right) \tag{E1.5}$$

したがって,式 (E1.4) および (E1.5) から以下の関係が成立する.

$$\frac{E - V_2}{V_2} R_2 - R_1 = \frac{E - V_1}{V_1} R_1 - R_2 \tag{E1.6}$$

これを整理して,以下の関係式が導かれる.

$$\frac{V_1}{V_2} = \frac{R_1}{R_2} \tag{E1.7}$$

すなわち,電圧計の内部抵抗に関わらず電圧の測定値の比と抵抗値の比は等しい.

次に抵抗 $R_1[\Omega]$ と抵抗 $R_2[\Omega]$ を図 E1.2 のようにつなぎ換えて電流を測定する.電流計の内部抵抗 $R_A[\Omega]$ を考慮すると,抵抗 $R_2[\Omega]$ に流れる電流 $I_2[A]$ は以下の式 (E1.8) のようになる.

$$I_2 = \frac{E}{R_2 + R_A} \tag{E1.8}$$

したがって,$R_2[\Omega]$ は以下のように表される.

$$R_2 = \frac{E}{I_2} - R_A \tag{E1.9}$$

同様に抵抗 $R_1[\Omega]$ についても測定して以下の式が得られる.

$$R_1 = \frac{E}{I_1} - R_A \tag{E1.10}$$

したがって，抵抗値の比は以下のように求められる．

$$\frac{R_1}{R_2} = \frac{I_2\left(E - R_A I_1\right)}{I_1\left(E - R_A I_2\right)} \tag{E1.11}$$

ここで，抵抗値の比は電圧計を用いて求めた上式と一致するので式 (E1.7) および (E1.11) より以下の式 (E1.12) が成立する．

$$\frac{V_1}{V_2} = \frac{I_2\left(E - R_A I_1\right)}{I_1\left(E - R_A I_2\right)} \tag{E1.12}$$

V_1[V]，V_2[V]，I_1[A]，I_2[A] および電源電圧 E[V] は実測値なので，電流計の内部抵抗 R_A[Ω] が以下の式 (E1.13) のように算出できる．

$$R_A = \frac{E\left(I_2 - \frac{V_1}{V_2} I_1\right)}{I_1 I_2 \left(1 - \frac{V_1}{V_2}\right)} \tag{E1.13}$$

式 (E1.13) を式 (E1.9)，(E1.10) に代入すると，抵抗 R_1[Ω]，抵抗 R_2[Ω] の真値を得る．また R_V[Ω] も式 (E1.5) より求まる．ここで得られた R_1，R_2 の値と①で得た測定値を比較，検討せよ．

③ 可変抵抗の測定

与えられた可変抵抗 V_R(10kΩ) の端子 1-3 間の抵抗値を測定せよ．また可変抵抗の回転軸に目盛を均等に設定し，回転させて 1-2 間および 2-3 間の抵抗値を測り，回転角と抵抗値の関係をグラフ用紙にプロットして，可変抵抗の特性を確認せよ (図 E1.3)．

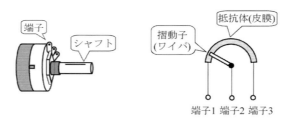

図 **E1.3** 可変抵抗器

回転の割合 [%]	0	10	20	30	40	50	60	70	80	90	100
端子 1-2 間の抵抗値 [Ω]											
端子 2-3 間の抵抗値 [Ω]											
端子 1-3 間の抵抗値 [Ω]											

④ ホイートストン・ブリッジの平衡

　基板に図 E1.4 の回路を組み，V_R を動かして平衡させよ．次に，V_R を静かに外し，テスタの抵抗レンジで抵抗値を測定し，平衡条件式が成立しているかどうか調べよ（G は検流計であるが，代用としてテスタを最も小さい電流レンジで使用する）．

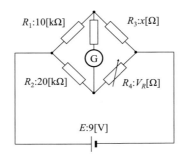

図 **E1.4**　ホイートストン・ブリッジ

実習2　医用機器の安全

【目　的】
　医療の場で検査や治療を行うとき，しばしば何らかの物質やエネルギーを生体に加えることがある．また，受動的な計測と考えられる心電図検査であっても，無用な電流が知らないうちに機器から漏れて，患者や被験者に危害を及ぼすこともある．ここでは，医用電子機器の安全に関して基本的な考え方と危険の回避に関する基礎事項を学ぶ．

【方　法】
① テスタで人体の抵抗値を測定せよ．
　　※ ペースメーカを着用している人については測定しないこと．
　　※ 眼鏡や時計・ブレスレットなど金属製のものを身につけていると抵抗値が変わることを確認し，それらを外して測定せよ．なお，この理由について考察せよ．
a) 手掌が完全に乾いた状態でテスタの端子をそれぞれ両手で握り，抵抗を測定せよ．
b) 手掌を水で濡らした状態で同様に測定せよ．
c) 実習に参加した全員の測定値から平均値を算出せよ．
d) 実習に参加した全員のデータを表および箱ヒゲ図にまとめよ (図 E2.1)．箱ヒゲ図は乾いた状態と濡れた状態について表し，さらに男女差についても考察せよ．
e) BMI(body mass index) と抵抗値，BSA(body surface area：体表面積) と抵抗値の関係をグラフに示せ．
　　※ ただし，体重を W[kg]，身長を H[m] とすると，BMI，BSA はそれぞれ以下の式で得られる．

$$\mathrm{BMI}[\mathrm{kg/m^2}] = W/H^2 \tag{E2.1}$$

$$\mathrm{BSA}[\mathrm{cm^2}] = W^{0.425} \times (H \times 100)^{0.725} \times 71.84 \quad (\mathrm{DuBois\ の式}) \tag{E2.2}$$

$$\mathrm{BSA}[\mathrm{cm^2}] = W^{0.425} \times (H \times 100)^{0.725} \times 72.46 \quad (\text{高比良の式【日本人向け】}) \tag{E2.3}$$

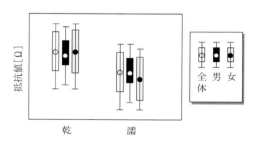

図 E2.1　箱ヒゲ図

② 壁面アースターミナルの点検
a) 日本では片側接地の配電方式が採られているので，そのことを考慮してターミナルを点検する．
b) テスタで電源コンセントの電圧を測り，その値をメモしておく．点検したターミナルとコンセントの一方の間の電圧を測定する．このときの電圧は 0V か，先に測定した電源コンセントの電圧 (公称 100[V]) であればよい．さらに，コンセントの他方との間の電圧が 100[V] または 0[V] であればよい．

※ 100[V] より低かったり，0[V] であるべき端子に電圧があれば，点検したアースターミナルはアースとして使うことができない．ただし，0[V] に関しては完全に 0[V] ではなく通常数百 [mV] の電位を指し示す．この理由を考えよ．

※ テスタの使用に当たっては，最初に **AC 電圧測定レンジ**の高圧にセットしておき順次低圧のレンジにすること．

③ EPR システムの点検

患者環境 (2.5[m] 以内) にある機器間の電流が 10[μA] 以下ならミクロショックに関しては一応安全ということになる．この条件を満たすのが等電位化システム (EPR) である．EPR ポイントを基準にして患者環境内の機器の電位差を測り，これが 10[mV] 以下であることを確認せよ．

④ フォトカプラによるフローティングシステム

商用電源に接続している医療機器から患者に電撃が伝わるのを防ぐために，BF 型および CF 型の機器ではフローティングシステムによって，センサからの情報を非接触で測定している．

ここでは，その基礎として電気回路を測定部から分離する基本的な光データ伝送について学ぶ．

図 E2.2 に示した回路に発振器からさまざまな周波数の方形波を入力し，信号が測定できることを確認せよ．

このとき，入力信号と測定した信号の時間遅れ，および立ち上がり時間の差について検討せよ．

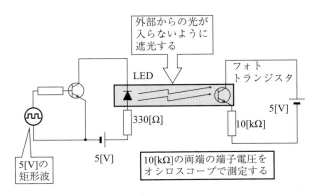

図 **E2.2** 光通信実験回路

実習3	脈波の測定

【目 的】

生体信号の代表例である心拍の測定を光電脈波計を用いて行い，トランスデューサの性質と無侵襲生体計測の実際を理解する．

【方 法】

指尖光電脈波計の出力を生体用増幅器で増幅し，レコーダに記録する．

本実習で使用する光電脈波計の回路図は図 E3.1 右で示される．

この脈波計のトランスデューサを指先に固定し電源のスイッチを投入して，4.7[kΩ] の端子電圧をオシロスコープで観察し記録せよ．

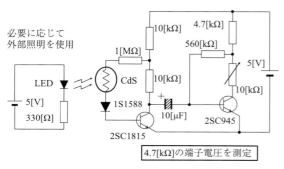

図 E3.1 脈波の測定回路

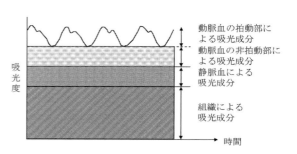

図 E3.2 指尖容積脈波測定法による酸素飽和度の測定原理

【解 説】

脈波の測定は動脈硬化度測定や酸素飽和度測定などに応用される検査である．特に，指尖容積脈波測定法では，脈波測定と同時に，酸化ヘモグロビン，還元ヘモグロビン，メトヘモグロビンの吸光度曲線が異なることを利用して酸素飽和度を測定する (図 E3.2)．

酸化ヘモグロビンと還元ヘモグロビンは 805[nm] で吸光係数が等しく，650[nm] で著しく異なっている．これを利用し，拍動によって指先の動脈の厚みが増加すると，動脈血中のヘモグロビンの変化分だけ吸光度が変化する．上述の2波長で測定して吸光度の比を求め，あらかじめ求めてあるキャリブレーションカーブに基づき，酸素飽和度を得る．

実習4	CR回路の特性

【目 的】

CR回路の特性が周波数によってどのように変わるか調べて，それがどのように用いられるかを理解する．

【方 法】

① 基板 (bread board) を用い，図 E4.1 のような回路を構成して，以下の測定を行う．

[1] オシロスコープの入力切り替えはDCに設定し，測定レンジを 2[v/div]，1[ms/div] とし，必要に応じて変更せよ．

[2] 信号発生器の出力が正弦波 1[kHz]，10[V]$_{P-P}$ になるように調節したあと，これを図 E4.1 の回路の入力端子に接続せよ．

[3] 信号発生器の周波数を以下の表のように変更しながら，周波数とともに電圧利得および位相がどのように変化するか測定する．出力電圧値と位相をオシロスコープで測定し，表を完成せよ．

[4] 得られた結果を片対数方眼紙にプロットし，電圧利得に関する周波数特性と位相特性を表せ．利得については [dB] で，角度については度を用いてプロットせよ (図 E4.2)．

※ 発振器によっては低い周波数の信号が出力できないものもあるので，その場合は発振器の出力可能な最も低い周波数から測定を行うこと．

※ -3[dB] の点すなわち平坦な特性から $1/\sqrt{2}$ の利得になる，または位相が 45[°] ずれる付近は他より少し細かく測定すること．

② ①で描いたグラフより低域遮断周波数 f_{cl}[Hz] を読み取れ．また C，R の値より求めた理論上の低域遮断周波数と比較せよ．

③ 信号発生器を用いて 100[Hz]，10[V]$_{P-P}$ の方形波を回路の入力に加え，出力電圧の変化をオ

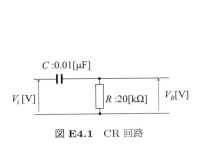

図 E4.1　CR 回路

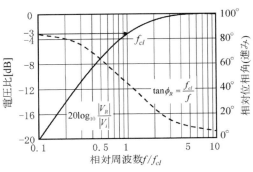

図 E4.2　周波数特性

表 E4.1 CR 回路の測定結果

周波数 [Hz]	出力電圧 [V]$_{P-P}$	位相 [°]	周波数 [Hz]	出力電圧 [V]$_{P-P}$	位相 [°]
10			2k		
20			5k		
50			10k		
100			20k		
200			50k		
500			100k		
1000			200k		

シロスコープで観察してスケッチせよ．(注：1周期分観察せよ)

④ ③の結果より時定数 τ を読み取れ．また回路定数より理論上の時定数を求めて実測値と比較せよ．

⑤ 図 E4.3 のように R と C の位置を替えると低域通過型の回路になる．このとき，上記と同様の測定を行い，高域遮断周波数 f_{ch}[Hz] を求めよ (図 E4.4)．

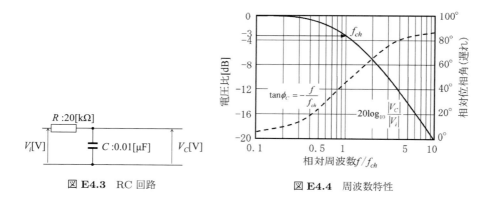

図 E4.3　RC 回路　　　　図 E4.4　周波数特性

表 E4.2　RC 回路の測定結果

周波数 [Hz]	出力電圧 [V]$_{P-P}$	位相 [°]	周波数 [Hz]	出力電圧 [V]$_{P-P}$	位相 [°]
10			2k		
20			5k		
50			10k		
100			20k		
200			50k		
500			100k		
1000			200k		

⑥　コンデンサの充電と放電

基板に図 E4.5 の回路を組み，抵抗 R の両端の電圧を測りながら，スイッチをオンにして電圧の変化を 5 秒ごとに観察せよ．1 分経過後，スイッチをオフにして再び 5 秒ごとに観察せよ．

次に，まったく同様な手順でコンデンサ C の両端の電圧の変化を観察せよ．両方の結果の概形を 1 枚のグラフに重ね書きせよ．観測した波形に計算値を重ねて描き，誤差の原因について検討せよ．本実習はデジタル・ストレージ・スコープを使用するとよい．

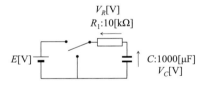

図 E4.5　コンデンサの充放電回路

※ 図中の ON，OFF のためのスイッチは特に必要ない．

2章　電子回路の基礎

電子現象の利用に関する学問を電子工学（electronics）とよぶ．この具体的応用が電子回路である．広義には物性のあらゆる面を利用して信号の増幅，形の変換（発振，変調，情報処理）[1]，種類間の変換（光電，熱電），貯蔵と移送など多様な目的を処理する技術体系全体をいう．

その最も基礎となるデバイスが半導体であり，本章ではその基本であるダイオードとトランジスタについて解説する．

2.1　ダイオード

2.1.1　半導体とは

半導体には真性半導体と不純物半導体がある．前者の代表的なものにシリコン (Si)，ゲルマニウム (Ge) などの IV 族がある．これらは室温における電気伝導度が導体と絶縁体の中間程度の物質である．真性半導体に不純物を混合したものが不純物半導体である．たとえば，シリコンに五価のひ素 (As) をわずかに加えるとひ素の 4 個の電子がシリコンと共有結合して，1 個の電子が余分になる．これが電荷の動きを担うキャリアとなり，電気伝導を担当する．この場合に N 型半導体とよぶ．三価のインジウム (In) や硼素 (B) を加えると電子が 1 個不足した状態になる．この電子の空席を正孔 (hole) と呼び，電気伝導を担当するキャリアとなる．この場合に P 型半導体と呼ぶ（図 2.1）．通常はこれらの不純物半導体を半導体と呼ぶ．その他，半導体にはガリウム化ひ素 (GaAs)，インジウム化リン (InP) などの III–V 化合物，亜鉛化テルル (ZnTe) など一部の II–VI 族化合物などがあり，これらの物質は 4 面体配位構造をとる共有結合性物質である．

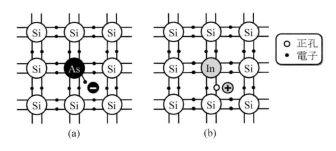

図 **2.1**　N 型半導体と P 型半導体

実際には，電子 (electron) はそれぞれの格子位置に固定されていて電気伝導には寄与できないが，

---

[1] 電気的な持続信号を発生させることを発振という．信号波を持続波など搬送波にのせることを変調といい，信号を取り出すことを復調という．

一部の共有結合を離れ，電気伝導に寄与する自由電子 (free electron) が存在する．電子が移動してできた空席に隣の電子が移動すると電荷が運ばれたことになる．正孔は正の電荷を運び，外部電界によって電子と反対方向に移動する．

2.1.2　ダイオードとは

ダイオード (diode) は最も基本的な構成をもつ半導体素子で，検波回路[2]や整流回路[3]に使われている．これを基に医療分野では種々の目的に応じたダイオードが使用されている．基本的にはどのダイオードでもほぼ同様にP型半導体とN型半導体を接合しており，接合部分は「PN接合」と呼ばれている．PN接合では電子と正孔が結合して消滅し，空乏層ができる．この部分の性質が種々の特性を決定していると理解してよい (図2.2)．

P型半導体側の電極をアノード (anode)，N型半導体側の電極をカソード (cathode)[4] と呼ぶ．ダイオードの外形を見ると，アノードとカソードを区別するために，図2.3のようにカソード側に線や点がマークされている．

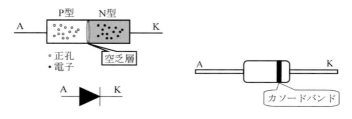

図 2.2　ダイオードの構造と電子記号　　図 2.3　ダイオードの外観

2.1.3　ダイオードの動作原理

ダイオードには一定の方向にしか電流を流さない作用，すなわち「整流作用」がある．

アノード，すなわちP型半導体に⊕の電圧を，カソード，すなわちN型半導体に⊖の電圧をそれぞれ加える接続を順方向接続という．このとき，P型半導体内の正孔は⊖側に引き寄せられ，N型半導体内に流れ込む (図2.4)．逆に，N型半導体内の電子はP型半導体内を通り，⊕側に流れていく．すなわち，電流はP型半導体からN型半導体の方に流れ込む．

上記と逆にP型半導体に⊖の電圧を，N型半導体に⊕の電圧をそれぞれ加える接続を逆方向接続という．この場合，⊖側にP型半導体の正孔が引き寄せられるが，N型半導体には正孔がほとんどないのでN型半導体からは何も流れてこない．つまり，P型半導体内の正孔が⊖側に引き寄せられて再分布し，空乏層が広がるだけで電気の流れはない．同様に，N型半導体内においても電子が⊕

---

[2] 搬送波にのせた信号波を取り出す回路のこと．詳しくは成書を参照．
[3] 交流を直流に変換する回路．詳しくは2.1.5項を参照．
[4] それぞれ陽極，陰極の意味で，ドイツ語ではAnode(独) およびKathode(独) と表記する．電子記号でA，Kと表記するのはこれに由来する．

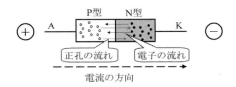

図 2.4 順方向電圧を加えたときのダイオードの動作

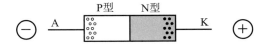

図 2.5 逆方向電圧を加えたときのダイオードの動作

側に引き寄せられるだけで P 型半導体から何も流れてこないので，電流は流れない (図 2.5)．逆方向接続において，どんなに高い電圧をかけても電流を阻止できるわけではなく限界がある．この限界の電圧を耐圧，もしくは「降伏電圧」という[5]．降伏電圧で逆方向に電流が流れ出す現象を降伏現象という．

2.1.4　PN 接合のもつコンデンサの性質

A　ダイオードの静特性

図 2.6 はダイオード両端の端子電圧と流れる電流の関係を表した $V-I$ 特性 (静特性) である．

ダイオードに順方向電圧 V_D を加えたとき，約 0.6[V] 以下では逆方向電圧を加えたときと同様に電流はほとんど流れず，これを超えると急激に電流が流れ始める．その曲線は指数関数的に増加し，順方向電流 I_F[A] は，逆方向飽和電流 (遮断電流) I_S[A]，絶対温度 T[K]，順方向電圧 V_F[V]，ボル

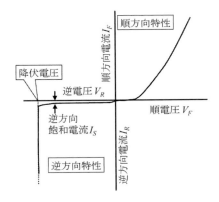

図 2.6 ダイオードの基本特性

---

[5] 定電圧ダイオード以外の一般のダイオードは，基本的には逆方向で使用することはできず，このような使い方をした場合には降伏が局部的に起こり，電流集中によって PN 接合が短絡状態になって，最終的には破壊に至る．定電圧ダイオードは，降伏領域で使用してもこのような局部的な電流集中が起こらないような構造を採用している．

ツマン定数 K[J/K], 電子の電荷 q[C] を用いて以下の式で表される[6].

$$I_F = I_S \left[\exp\left(\frac{qV_F}{KT}\right) - 1 \right] \tag{2.1}$$

ただし，この式は小電流領域では有効であるが，大電流領域ではダイオードの内部抵抗による電圧降下を生じて実際に作用する V_F の値が変わるので，必ずしも有効ではない．

　次に逆方向電圧をかけた場合，理想ダイオードでは逆方向に電流は流れないが，実際のダイオードの場合，わずかな電流が流れている．これが逆方向飽和電流であり，その大きさは電圧の大きさによっても異なるが，常温では 0.1[nA]〜1[μA] 以下である．特殊な用途を除けばこの電流が問題になることはないので，通常は無視し得るものである．

　ここで逆方向電圧を大きくしていくと漏れる飽和電流は緩やかに増加していき，ある電圧になると急激に増加し始める．これは前述した降伏現象 (break down) によるもので，この電圧を越えてさらに高い電圧を加えるとダイオードが破壊する可能性が高くなる．したがって，通常はこのような使い方を避けることが望ましいが，付録 5①C に述べる定電圧ダイオード (ツェナダイオード) では，この現象を積極的に活用する．

B　ダイオードの温度特性

　ダイオードの順方向電圧 V_F は約 −2[mV/℃] の温度特性をもっている．これはすなわち，電流を一定に保ちながら温度を 1[℃] 上昇させると V_F が 2[mV] 低下するということである．この電圧低下分は見かけ上それほど大きくないが，ダイオードを流れる電流が電圧に対して指数関数的に変化することを考慮すると，非常に大きな変化である．たとえば，電圧を一定に保ちながら温度を 10[℃] 上昇すると電流は約 2 倍になるというようなことである．

C　PN 接合のもつコンデンサの性質

　PN 接合に電流を流したとき，電子もしくは正孔の蓄積を生じる．すなわち，電荷を蓄えるのでダイオードには静電容量があるとみなせる．直流電圧を加えているときはこの容量はほとんど問題にならないが，交流あるいは過渡電流を加えたときの電流の方向が切り換わる瞬間に，蓄えられた電荷の掃き出しによる瞬間的な過剰電流が流れる．

　順方向電圧を加えているとき，N 型半導体には電子が流入して電子過剰状態を生じている．同様に P 型半導体には正孔が流入して正孔過剰状態を生じている．すなわち電荷が蓄えられており，このときの静電容量を拡散容量 C_d という．添字の d は拡散 (diffusion) を表している．

　次に逆方向電圧を加えたとき，蓄積された電荷を掃き出したあとに微小な逆電流が流れる．つまり，一時的に逆電流より大きな電流が流れてから逆電流に落ち着く．ところで，逆電圧を印加時には N 型半導体の電子が⊕極に，P 型半導体の正孔が⊖極にそれぞれ引き寄せられ，接合部にキャリア (電子もしくは正孔) の存在しない空乏層を生じ，電極付近にはキャリアの固定電荷が生じる．逆方向電圧を変化させると，この固定電荷の領域の長さが変化し，容量として働く．この容量を接合容量 C_j という．添字の j は接合 (junction) を表している．

---

[6]　$K = 1.380658 \times 10^{-23}$[J/K]，$q = 1.602177 \times 10^{-19}$[C] である．

これらの容量は直流や商用周波数ではほとんど問題にならないが，高速スイッチング回路や高周波回路では無視できない要素である．

2.1.5 ダイオードを用いた整流回路

順方向電圧が加わったときのみ電流を流すダイオードの整流作用を利用して，交流を直流に変える整流回路が構成できる．

A 半波整流回路

図 2.7 のような回路を構成し，左上図のような正弦波形の電圧を印加すると，出力波形は右上図に示すように入力電圧が＋であるときに出力が現れ，入力電圧が－のとき出力が 0 になる．このように入力波形の半分が出力波形として現れることからこの回路を半波整流回路という．

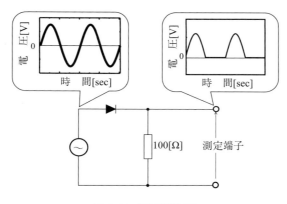

図 2.7　半波整流回路

B 全波整流回路

図 2.8 のようにダイオードを 2 つ使用し，電流の向きの変化に応じて電流を取り出すと，半波整流回路で切り捨てていた負の電圧を正の電圧として取り出すことができる．このとき，電圧 0[V] の時

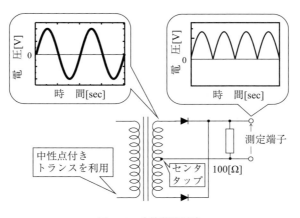

図 2.8　全波整流回路

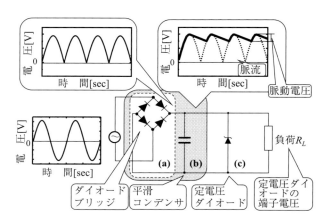

図 2.9 整流回路

間がほとんどなくなるので，効率が良くなる．ただし，極性が反対の電圧をかけるのでセンタタップ付きのトランスの使用を前提とする．

C　ダイオード・ブリッジ回路

図 2.9(a) のようにダイオードをブリッジとして構成すると，商用電源に直接接続できるので汎用性が向上する．取り出される電流はほぼ全波整流回路と変わらないが，ダイオード 2 つ分の電圧降下により損失も大きくなる．

D　平 滑 回 路

図 2.9(b) のようにダイオードで整流後の出力をコンデンサに接続すると，最初にコンデンサの充電時間を必要とするが，その後は負荷への電流はコンデンサが供給する．交流電源から供給される電流によって，一定周期でコンデンサが充電されるので，コンデンサの出力電圧がある程度まで低下するが供給電圧がコンデンサの端子電圧を超えた瞬間に充電されてピーク電圧になるまで回復する．この結果出力電圧はさざ波状の直流に近い状態，すなわち脈流になる．このように，交流の正弦波がそのまま出力されるのではなく，直流に近い状態で出力するための回路を平滑回路という．なお，このときの出力電圧の最大値と最小値の差を脈動 (ripple) 電圧という．

E　最も簡単な定電圧回路

負荷電流が小さく電圧変動が多少あってもよい場合は，図 2.9(c) のように定電圧ダイオードを回路に追加する単純な構成とする．これは定電圧ダイオードの端子電圧が一定であることを利用した安定化回路であるが，定電圧ダイオードは温度による変動が大きく，雑音電圧も大きいので精確な出力は期待できない．

F　整流回路のダイオードに加わる逆電圧

図 2.10 のように半波整流回路に平滑用コンデンサを接続している場合，交流電源の出力を 10[V] とすると，正のピーク値は $\sqrt{2}$ 倍の約 14[V] となる．交流信号が正のときはコンデンサは充電され，端子電圧はピーク値の 14[V] になる．次に，交流信号が負になったとき，コンデンサの出力である 14[V] と交流電源の出力電圧が逆方向電圧としてダイオードに加わり，最大で 14+14=28[V] の逆

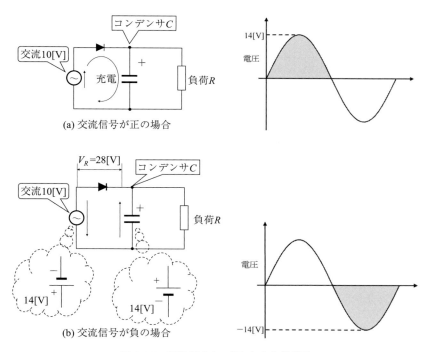

図 2.10 整流ダイオードに加わる逆電圧

方向電圧が加わることになる．つまり，交流電源の出力が 10[V] でもダイオードに加わる逆電圧は 28[V] となる．

すなわち整流用ダイオードに加わる逆電圧が出力電圧の $2\sqrt{2}$ 倍となることを考慮し，ダイオードの耐圧を選択しなければならない．

G　電圧変動

ダイオードの順方向電圧 V_F が約 $-2[\mathrm{mV/℃}]$ の温度特性をもっていることは既に述べた．整流ダイオードのみで整流回路を構成したとき，式 (2.1) より出力電圧 I_S はダイオードの電圧に，V_F による電圧降下を生じる．すなわち出力電圧は温度 T に依存して変動することを示している．ダイオードに電圧 V_F を加えると，ダイオード自身のもつ抵抗成分によって温度が変動するので，出力は常に変動することになる．また，定電圧ダイオードでは温度変動の他，雑音出力も多いので，正確な電圧を出力する電源として使用する場合は，三端子レギュレータやオペアンプなどを用いて定電圧となるようにしなければならない．

2.2 トランジスタ

2.2.1 トランジスタとは

トランジスタ (transistor) とは電気信号を増幅する半導体素子で3つの電極[7]をもつ素子である．名称は transfer of signals through varistor からの造語で，基本的にはP型半導体とN型半導体を交互に組み合わせたN–P–NもしくはP–N–Pの三層構造により電流を増幅する素子である (図 2.11)．外部からの入力電流によって各層の電流，すなわち電子と正孔の2種類のキャリアを制御するものをバイポーラ接合トランジスタ (BJT, bipolar junction transistor) と呼び，外部からの入力電圧（電界）により電流，すなわち単一のキャリア (電子もしくは正孔) を制御するものを電界効果トランジスタ (FET, field effect transistor) という．

電荷の入力および出力をそれぞれ，エミッタ E(emitter) コレクタ C(collector) と呼び，制御電流の入力をベース B(base) という[8]．ただ単にトランジスタという場合，この種のトランジスタのことをいう．

PNP型とNPN型トランジスタではキャリアの動きを考えるとき正孔 (hole) と電子 (free electron) の関係が逆になるだけで動作原理は同様に考えてよい．

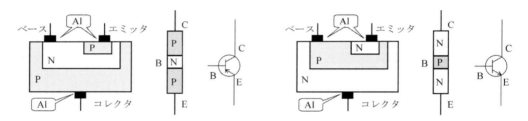

図 2.11　トランジスタの種類，構造および記号

2.2.2 トランジスタの動作原理

A　トランジスタの基本動作

通常，電気現象は電流の向きで考えることが多いが，ここでは電荷を担う実体である電子の流れを電子流と定義し，これを元にして説明する．すなわち，電子流とは電流と等しい大きさで，方向が逆向きの電子の流れである．本来の語源に反するようであるが，電荷の流入口をエミッタ，ベースを挟んで流出口をコレクタとよぶ[9]．これに対応しているのがNPNトランジスタである．図 2.12 のようにエミッタに流入する電子流をエミッタ電子流 J_E[A]，コレクタから流出する電子流をコレ

---

[7] 論理回路ではマルチエミッタのものがあるので，多極になることもある．
[8] 使い方によるが，よく使われる回路ではこのように考えてよい．
[9] 半導体中，流れる実体が電子であることと，ベースを基準にした電極の本来の意味からいって，電子がベースに流出する入り口がエミッタで，ベースから出た電子を集める出口がコレクタである．その概念が明確になるようにした．

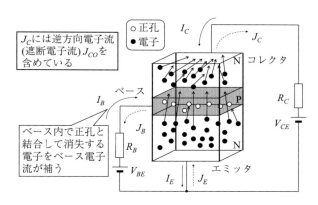

図 2.12　トランジスタの電子の動き

クタ電子流 J_C[A]，ベースから流出する電子流をベース電子流 J_B[A] と呼ぶことにする．したがって，実際は逆向きになるだけで，エミッタから流出する電流はエミッタ電流 I_E[A]，コレクタに流入する電流はコレクタ電流 I_C[A]，ベースに入る電流はベース電流 I_B[A] となる．電子流を用いた理由は，後に増幅回路の動作を考えやすくする便宜的なもので，すべて電流で扱っても同様の議論ができる．なお，通常トランジスタの動作原理を電流の向きにふさわしい形で説明できる PNP トランジスタで説明することが多いが，電子の流入と流出の方向を明確にした議論のために，ここでは NPN トランジスタで以下のように原理的に考えることにする．

まず，電子流の収支関係から J_C，J_E，J_B の間には以下の式が成立する．

$$J_E = J_C + J_B \tag{2.2}$$

電流で考えれば，$I_E = I_C + I_B$ である．

B　トランジスタの動作条件

トランジスタを動作させるには，三端子間に電圧をかけ一定の条件下に置かなければならない．電圧をかけて半導体内部のキャリアの分布を変える，すなわち平衡状態を変えることを「バイアスをかける」という．トランジスタの状態を決める一定の条件が満たされているとき，増幅などの能動素子[10]としての機能を発揮する．外部からエミッタ–ベース間に順方向電圧を印加する（順バイアスという），ベース–コレクタ間に逆方向電圧を印加する（逆バイアスという）ことにより，ベース–エミッタ間の PN 接合には順方向電子流が生じる．この結果トランジスタ内に一定の電子流の分布が生じ，平衡点が定まる．基本動作状態を定めるこの平衡点をトランジスタの動作点と呼ぶ．この動作点を中心にして変化する小さな交流信号を用いて直流出力に信号をのせる．これがすなわち増幅である．通常は交流信号を歪なく増幅できる条件を満たすように動作点を定める[11]．

図 2.12 のトランジスタに相当する回路図が図 2.13 である．ここで，エミッタ電子流 J_E[A]，コレクタ電子流 J_C[A]，ベース電子流 J_B[A] とするとき，エミッタからベース領域への順方向電子流

---

[10]　一般にエネルギーを供給する回路素子をいう．これに対して抵抗，インダクタンス，キャパシタンスを受動素子という．

[11]　「2.2.3 トランジスタの特性」で詳述する．

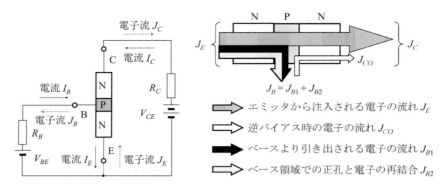

図 2.13　トランジスタの電流分布

J_{B1}[A] と，ベース内の正孔と電子の再結合による減量分を補うためにエミッタ (N 型半導体) からベースへと移動供給される電子流 J_{B2}[A] が生じる．これらの合計 $J_{B1} + J_{B2}$[A] がベース電子流 J_B[A] となる．このとき，ベース (P 型半導体) が薄いので流れ込んだ電子のほとんどは，ベース内の正孔と結合せず，ベースを通過してコレクタ (N 型半導体) に流れ込む．流れ込んだ電子はコレクタに印加されている正電圧により加速されて流出する．これがコレクタ電子流 J_C[A] である．電子流 J_C, J_B, J_E の間には J_{CO} という逆方向飽和電子流[12]を含めて考えると以下の式が成立する．

電子流の収支関係より以下の式が得られる．

$$J_E = J_C + J_B - J_{CO} \tag{2.3}$$

電流については以下の式が成立している．

$$I_E = I_C + I_B - I_{CO} \tag{2.4}$$

ここで電子流と電流の間には $I_C = -J_C$, $I_E = -J_E$, $I_B = -J_B$, $I_{CO} = -J_{CO}$ なる関係が成立している．また，J_C, J_B, J_{CO} の間には以下の式が成立している．

$$J_C = \alpha J_E + J_{CO} \tag{2.5}$$

電流で考えれば以下の式で表される．

$$I_C = \alpha I_E + I_{CO} \tag{2.6}$$

ここで α をベース接地電流輸送率 (current transmission factor) とよぶ．α の値はベースの厚みに依存する．α が 1 に近いほどベースで消費される電荷が少なく，トランジスタの性能が向上する．

式 (2.4) に式 (2.6) を代入し，I_C を消去すると，以下の式を得る．

$$I_B = (1 - \alpha) I_E \tag{2.7}$$

---

[12] ダイオードに逆バイアスをかけたときに流れる逆方向飽和電流に相当する．

一般に I_{CO} は無視できるほど小さいので，式 (2.6) から以下の関係式が成立する．

$$I_C = \alpha I_E \tag{2.8}$$

式 (2.7)，(2.8) より以下の式が誘導できる．

$$\frac{I_C}{I_B} = \frac{\alpha}{1-\alpha} = \beta \tag{2.9}$$

このとき，β をエミッタ接地電流増幅率 (current amplification factor) という．

$\alpha<1$(通常 0.95～0.99 程度) である．α が 1 に近いほどエミッタ接地増幅での増幅率 β が大きくなる．たとえば，α=0.999 なら β≒1000 である．

2.2.3 トランジスタの特性

A トランジスタの静特性

NPN 型トランジスタについて，前述の動作条件を決めるためには，図 2.14(a) のバイアス回路を考えればよい．回路を通常 1 電源で構成するので，実用上は図 2.14(b) のものが一般的である．この場合にバイアスは R_{B1} と R_{B2} の設定による電圧配分で決まる[13]．

この動作条件でエミッタ接地回路の出力静特性がどのようになるかを考えてみよう．ここでは独立にバイアス電圧の変化を与えやすくするために，図 2.14(a) の二電源方式で，トランジスタの基本特性である静特性を測定する場合について考える．

測定回路を図 2.15 のように構成し，ベース電流 I_B を固定した状態でコレクタ–エミッタ間電圧 V_{CE} を変化させたとき，コレクタ電流 I_C がどのように変化するかを測定したものを，V_{CE}–I_C 静特性という．I_B が異なると静特性が変わるので I_B をパラメータとして，たとえば 10[μA] ずつ変えて，図 2.16 の第 1 象限の図を作成する．この図を基に V_{CE} が一定の条件下での I_B–I_C 静特性を第 2 象限として作成する．またベース–エミッタ間電圧 V_{BE} と I_B の関係を第 3 象限として作成する．この手順により得られた図をトランジスタの静特性図という．すなわち第 1 象限はベース電流をパ

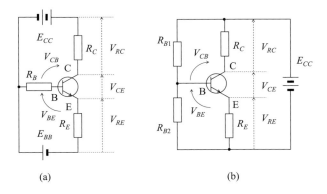

図 2.14 トランジスタのバイアス回路

---

[13] 具体的にはバイアス電圧 $V_{B\,\text{bias}} = E_{CC} \times R_{B2}/(R_{B1}+R_{B2})$ となる．

ラメータとするコレクタ–エミッタ間電圧 V_{CE} とコレクタ電流 I_C の関係，第 2 象限はコレクタ電流 I_C とベース電流 I_B の関係，第 3 象限はベース–エミッタ間電圧 V_{BE} とベース電流 I_B の関係，第 4 象限はベース–エミッタ間電圧 V_{BE} とコレクタ–エミッタ間電圧 V_{CE} の関係を示す[14]．

ここで，$V_{CE}=0[V]$ における I_C と $I_C=0[A]$ における V_{CE} の点を結んだ直線を直流負荷線[15] という．通常はこの負荷線上で変化させる I_B が対称になるように動作点 P_1 の位置を決める．この様子を図中に示す．この選び方によって増幅の形式が決まる[16]．

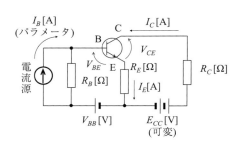

図 **2.15** トランジスタの静特性測定回路

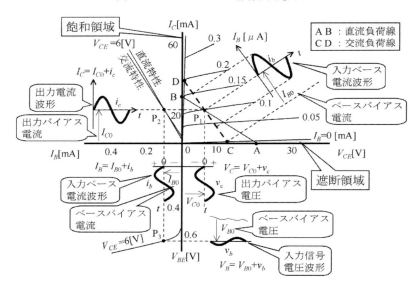

図 **2.16** トランジスタの静特性と直流負荷線

[14) トランジスタの静特性図でコレクタが導通状態を飽和状態，コレクタにまったく電流が流れない状態を遮断状態という．なお，それらを満足する領域をそれぞれ飽和領域，遮断領域という．これがトランジスタのスイッチングに使われる性質である．詳しくは図 2.16 および付録 5 ③ のスイッチング回路の項を参照．
15) この直線の傾きは直流等価回路から導かれるコンダクタンス表示の負荷直線の傾きに一致する．図中には交流負荷線も描かれている．増幅時は，実際は動作点付近で小信号 (交流分) の変化に対して考えるので，直流負荷線ではなく交流負荷線を採用する必要がある．詳細は，「2.2.4 等価回路を用いたトランジスタ回路の解析 B トランジスタ増幅回路の等価回路」を参照．
16) 動作点の決め方により A 級，B 級，C 級増幅がある．遮断領域附近に動作点を移動し片側をまったく出力させない B 級，さらにバイアスを深くする C 級増幅がある．これらの増幅方式は主に電力増幅に用いられる．

B　トランジスタの動特性の概要

トランジスタは動作点を中心として信号増幅を行うことはすでに述べた．静特性図に引いた直流負荷線上に動作点 P_1 を定める．前述のバイアスをかけることはトランジスタの平衡状態をグラフの原点からこの動作点 P_1 に移動させることに相当する．動作点 P_1 を決定すると自動的に動作点 P_2，P_3 が定まる．この様子を図 2.16 中に示した．これは，トランジスタの静特性の表現のために選択したパラメータにより，異なるグラフを得たからであり，本質的に第1，第2，第3象限の図が同一の静特性を表しているからである．すなわち，動作点 P_1，P_2，P_3 は同一の動作点であることに注意を要する[17]．

したがって，たとえば，第1象限ではベース電流をパラメータとしているので，ベース電流を動作点付近で変化させるとコレクタ電圧とコレクタ電流が出力として得られる．すなわち，エミッタ接地におけるベース電流を入力としたこれらの出力との関係が静特性をもとに作図できる．このことは，トランジスタの信号変化に対する動特性を理解する上で重要である．

C　トランジスタの特性を表す h パラメータ

上述に従って決定した動作点で，各端子における電流電圧の変化分から交流信号分[18]に対するパラメータが求まる．これを h パラメータという．図 2.17 の左図はトランジスタを入力・出力・電圧・電流が混成した二端子対回路として扱うときの表現方法であり，h(hybrid) の呼び方はこれに由来する．この関係を数式で表せば式 (2.10)，(2.11) のようになる．

$$v_1 = h_i i_1 + h_r v_2 \tag{2.10}$$

$$i_2 = h_f i_1 + h_o v_2 \tag{2.11}$$

ただし，v_1，i_1 は入力電圧および電流であり，v_2，i_2 は出力電圧および電流である．また，各パラ

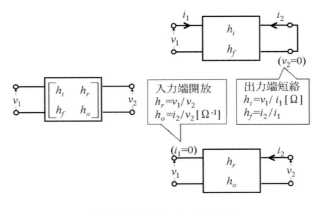

図 2.17　h パラメータの表現

---

[17] 動作点の周囲で変化する交流信号 $i_b(v_b)$ と相似の波形が交流信号 $i_c(v_c)$ として出力される．ただし，図からわかるように位相が反転する．

[18] 回路中直流分と交流分を同時に扱う場合には，前者に関する電流変数と電圧変数の記述を大文字で，後者に関する記述を小文字で表し区別するのが普通である．

メータはそれぞれ入力インピーダンス h_i，電圧帰還率 h_r，電流増幅率 h_f，出力アドミタンス h_o を表している．

h パラメータは動作点近傍で入力端子の開放時 (i_1=0) および出力端子の短絡時 (v_2=0) の電流-電圧の関係から容易に求められる．すなわち，h パラメータは入力開放で h_r と h_o，出力短絡で h_i と h_f が求まるので，トランジスタの特性の測定と記述に便利である．実際には，このパラメータは静特性曲線より得られる性能定数で，動作点を決める電流と電圧の値の関数である．これを示したのが図 2.18 である．これより与えられたバイアスにより決まる定数であることがわかる．なお増幅率の目安として頻用される h_{fe} はエミッタ接地増幅回路の電流増幅率 β に相当する．h パラメータの 2 つの添え字のうち，後者は接地する箇所を示しており，接地方式が変わればまったく異なる値となる．

h パラメータは直流の場合にも同様に考えることができる．その一部であるがベース電流 I_B[A] とコレクタ電流 I_C[A] の間には定義から $I_C = h_{FE} I_B$ なる関係が成立する．h_{FE} をエミッタ接地直流電流増幅率[19]）とよぶ．

ここで，上述の電流増幅率 h_{fe} は近似的に電流輸送率 α を用いて以下のように表される．ただし，ベース電流変化量 $\Delta I_B (=i_b)$ とコレクタ電流変化量 $\Delta I_C (=i_c)$ の間には $\Delta I_C = h_{fe} \Delta I_B$ が成立しているので，式 (2.9) から $h_{fe}=\beta$ が導かれる．

$$h_{fe} = \frac{\Delta I_C}{\Delta I_B} = \frac{\Delta I_C}{\Delta I_E - \Delta I_C} = \frac{\alpha}{1-\alpha} = \beta \tag{2.12}$$

ところで，h_{FE} および h_{fe} は回路構成が決まっていても一定値ではなく，動作点周囲で小さい変化に対して決まる定数である．すなわち，h_{FE} および h_{fe} はトランジスタ使用条件と動作点範囲内で，I_C/I_B もしくは $\Delta I_C/\Delta I_B$ の値をとるが，この範囲を大きく超えた場合にはかなり異なった値となる．

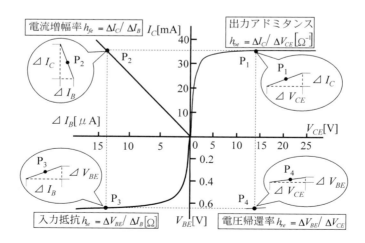

図 **2.18** h パラメータの意味

---

[19] h_{FE} は温度・電圧によって変動する値なので，規格表では標準的な使い方の範囲で概略値を述べている．

2.2.4 等価回路を用いたトランジスタ回路の解析

A　トランジスタの等価回路

同等の動作をする別の電気回路でトランジスタを置き換えた回路をトランジスタの等価回路という．等価回路を用いると単純な数式による動作特性の理論的解析が可能になる．等価回路を考える場合，外部から与えたバイアス電圧により決まる直流等価回路と交流信号に対する交流等価回路について考えるが，増幅回路などの解析には後者が重要である．本項では，よく使われる最も基本的なエミッタ接地交流等価回路を導出する．

まず NPN 型トランジスタに 2.2.3 項の直流バイアスを印加した場合について考える．式 (2.8) よりトランジスタに印加したバイアスの影響を電流制御型電流源[20] αI_E で表せる．ここで，トランジスタが 2 つのダイオードからなる[21] 等価回路で表せることを考慮し，バイアスを電圧源 E_{CB}'，E_{EB}'，電流源 αI_E および抵抗で置き換える．これは Ebers-Moll の直流等価回路と呼ばれており，直流特性の解析には都合がよい．これを図 2.19 に示す．

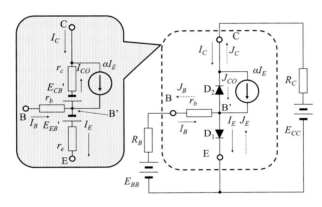

図 2.19　Ebers-Moll の直流等価回路

ところでトランジスタの等価回路を用いて解析を行う場合，各パラメータを以下のように考える．ベース電流に対する抵抗分であるベース抵抗 r_b が数十〜数百 [Ω]，ダイオード D_1 の E-B 順バイアス時の抵抗（エミッタ抵抗）r_e が 25[Ω] 程度である．B-C 逆バイアス時のダイオード D_2 の抵抗（コレクタ抵抗）は r_c が 1[MΩ]〜数 [MΩ] であるが解析上，他の抵抗と比較して無限大と扱うことが多い．

この条件の下で，以下のようにエミッタ接地直流等価回路を誘導し，交流等価回路の解析に備える．

このとき式 (2.9) に従って，ベース電流制御型の電流源 βI_B で表した等価回路を直感的に図 2.22 のように求めることができる．厳密には，オームの法則に従って回路を等価変換することによって求めなければならない．

図 2.20 のエミッタ電流制御型電流源を電圧源に変換し，図 2.21 に従って回路素子の変換を行えば，最終的にベース電流制御型電流源 βI_B をもつエミッタ接地直流等価回路が得られる（図 2.22）．

---

[20] 形式的に電流の関数になる電流源のこと．
[21] 単純に 2 つのダイオードを接続してもトランジスタとしての機能は得られない．

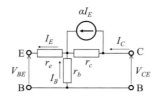

図 2.20 エミッタ電流制御型電流源による
ベース接地の直流等価回路

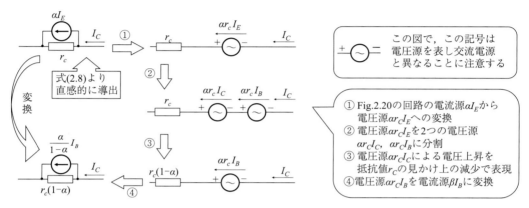

図 2.21 エミッタ電流制御型電流源のベース電流制御型電流源への変換

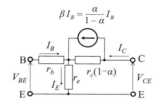

図 2.22 ベース電流制御型電流源による
エミッタ接地の直流等価回路

　次に，ベース接地エミッタ電流制御型電源による交流等価回路は，直流等価回路と同様に電流配分に関して $i_c = \alpha i_e$ を満たす回路素子を電流制御型電流源で表すと $i_e = i_b + i_c$ の条件のもとに，図2.20と同様の回路が得られる．

　これを変換することによって交流信号に対しては電流 i_b を入力とするエミッタ接地トランジスタ等価回路として図2.23の網掛け部分の回路が得られる．この変換過程は図2.21の一連の変換過程とまったく同様である．

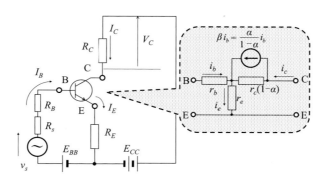

図 2.23 バイアスを考えたときのエミッタ接地増幅回路とトランジスタの交流等価回路

B トランジスタ増幅回路の等価回路

図 2.24 に示す回路はこれまで考えてきた図 2.23 のトランジスタのエミッタ接地等価回路を基本として構成したものである．この回路はこれまでに述べたトランジスタの動作条件を決めるために不可欠な回路素子を含めて考えたトランジスタによる増幅回路の中で最も基本的なエミッタ接地増幅回路である．すなわち，内部抵抗 R_s の交流信号 v_s がベースに入り，これをコレクタ出力として増幅できる代表的な回路である．電流利得と電圧利得の両方が得られる特徴があり，大きな電力利得[22]が得られる．

① 増幅器の直流分等価回路

エミッタ接地増幅回路の直流に対する等価回路と交流に対する等価回路は異なることを前に述べた．このことはトランジスタの増幅を理解する上で最も重要なことである．直流ではコンデンサのリアクタンスが無限大，すなわち回路が開いているので，これらを単純に取り外すと以下のような回路が得られる (図 2.25)．これより図 2.16 で述べたような直流に対する動作点が決まり，すべての動作特性の基礎が定まる．この場合，I_C が $R_C + R_E$ の逆数を傾きとし，E_{CC} を横軸切片とする V_{CE} の 1 次関数で表される．これが直流負荷線である．

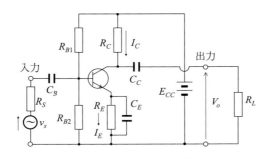

図 2.24 直流・交流成分を考慮したエミッタ接地増幅回路

---

[22] 増幅率，利得，ゲイン (gain) という用語はそれぞれ同一の意味で使われる．

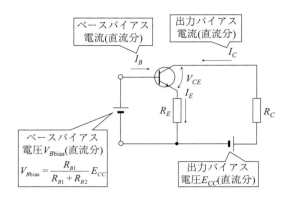

図 2.25 直流分に注目して単純化した増幅回路[23]

② 増幅器の交流分等価回路

小信号 (交流) に対する等価回路は，直流に対する等価回路とは本質的に異なることに注意しなければならない．増幅される交流信号の周波数帯域に対して歪なく増幅できる周波数範囲を中域または帯域という．これを与える条件はトランジスタによって異なる．この周波数帯域，すなわち中域増幅帯で交流に対してリアクタンスが 0 とみなせるようなコンデンサ C_B, C_E, C_C を選ぶ．これが電子回路を考える上で重要なポイントである．この条件のもとに図 2.24 の回路を書き直すと，図 2.26 になる．これをさらに整理すると，そこから交流信号に対する負荷曲線の傾きが定まるので，先に定めた直流動作点を通る交流信号に対する負荷曲線が決まる．このとき，i_c が ($R_L /\!/ R_C$) の逆数を傾きとする v_{ce} の 1 次関数で表される．これが交流負荷線である．この上で動作を決めればベース電流の変化分に応じたコレクタ電流と電圧の変化分が取り出せる．すなわち，増幅した電流と電圧が取り出せ，同時に増幅された電力が取り出せる．

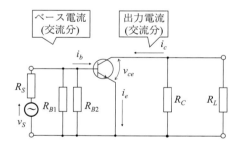

図 2.26 交流分に注目して単純化した増幅回路

③ エミッタ接地回路による反転増幅器

以上の結果より図 2.24 のエミッタ接地の増幅回路全体は増幅器の交流分等価回路にトランジスタの交流分等価回路を含めた図 2.27 のような等価回路で表される．この等価回路を用いれば，以下のように動作量が定量的に算出できる．

---

[23] 抵抗 $R_1[\Omega]$, $R_2[\Omega]$, $R_3[\Omega]$ の並列合成抵抗 R を繁雑さを避けるために，1.2.2 項 B のように $R=(R_1 /\!/ R_2 /\!/ R_3)$ で表した．

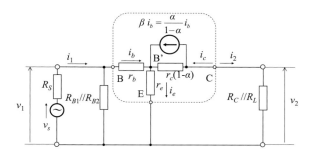

図 2.27 トランジスタを等価回路で表現した増幅回路

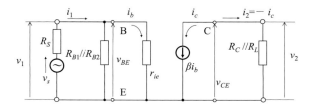

図 2.28 トランジスタをオープン回路で等価的に置換した増幅回路

ところで，トランジスタのコレクタ抵抗 r_c が大きく，$r_c(1-\alpha) \gg R_L$ なので，抵抗 $r_c(1-\alpha)$ の値を ∞ と考え，この部分をオープン回路とみなすこともできる．この条件のもとでトランジスタ部分の回路を図 2.28 のように変形して解析してもよい．

トランジスタ回路の B–B′–E の閉回路について，オームの法則に従って以下の 2 式を用いて得られる回路が図 2.28 である．

$$v_1 = r_b i_b + r_e(i_b + \beta i_b) = \{r_b + (1+\beta) r_e\} i_b \tag{2.13}$$

ここで $r_{ie} = \{r_b + (1+\beta) r_e\}$ とおくと，この r_{ie} はトランジスタの入力インピーダンスを近似的に表している．

$$v_2 = (R_L /\!/ R_C) i_2 = (R_L /\!/ R_C)(-i_C) = (R_L /\!/ R_C)(-\beta i_b) \tag{2.14}$$

図 2.28 から，以下のように増幅回路の動作特性値が得られる．

電圧利得 G_V は式 (2.13)，(2.14) より

$$G_V = \frac{v_2}{v_1} = -\frac{(R_L /\!/ R_C) \beta}{r_{ie}} \tag{2.15}$$

が求まる．また

$$i_2 = -\beta i_b, \quad i_b = \frac{R_{B1} /\!/ R_{B2}}{(R_{B1} /\!/ R_{B2}) + r_{ie}} i_1 = \frac{1}{1 + r_{ie}/(R_{B1} /\!/ R_{B2})} i_1$$

を用いて，電流利得 G_i は

$$G_i = \frac{i_2}{i_1} = -\frac{\beta}{1 + r_{ie}/(R_{B1} /\!/ R_{B2})} \approx -\beta \quad [\because \ (R_{B1} /\!/ R_{B2}) \gg r_{ie}] \tag{2.16}$$

になる．このように電圧利得，電流利得ともに (−) がついているので入出力の位相が 180°異なる．すなわち，位相が逆（位相反転）なので反転増幅器という．

電力利得 G_p は電圧利得 G_v と電流利得 G_i から以下のように求められる．

$$G_p = (v_2 i_2)/(v_1 i_1) = G_V \cdot G_i = \frac{\beta^2 (R_L /\!/ R_C)}{r_{ie} [1 + r_{ie}/(R_{B1} /\!/ R_{B2})]} \tag{2.17}$$

入力インピーダンス Z_i は以下のようになる．

$$Z_i = \frac{v_1}{i_1} = R_{B1} /\!/ R_{B2} /\!/ r_{ie} \tag{2.18}$$

ところで，出力インピーダンス Z_o については入力電圧が 0 の条件で，v_2 を印加したときに流れる電流 i_2' より求められる．

すなわち，$v_1 = 0$ としたとき $i_1' = 0$ となり，電流源 $\beta i_b = 0$ となる．したがって以下の式を得る．

$$Z_o = \left.\frac{v_2}{i_2'}\right|_{v_1=0} = R_C /\!/ R_L \tag{2.19}$$

$r_c(1-\alpha)$ は十分に大きいので，これをオープンとみなすと Z_o は数 [kΩ] である．

以上より，エミッタ接地増幅回路のもつ以下の特徴が等価回路から導出されたことがわかる．

1) 入力インピーダンス Z_i は小さい．
2) 出力インピーダンス Z_o は小さい．
3) 電圧利得：$-\beta (R_L /\!/ R_C)/r_{ie}$
4) 電流利得：$-\beta$

2.2.5 利得の単位

増幅器の利得は，入力したエネルギー（電力）に対する出力されたエネルギーの相対的な大きさで表す．この概念は，増幅器に限定することなく，一般にある基準となるエネルギー ψ_{base} に対して，注目しているエネルギー ψ の割合である ψ/ψ_{base} で表す．このエネルギー比を扱うのにその常用対数[24]を用い，単位は B(ベル，bell) を使用する．通常ベルという単位では数値が小さ過ぎるので，10 を表す接頭語 d(デシ，deci-) を追加した dB(デシベル，deci-bell) を使用して，数字を 10 倍する．

増幅器の場合では，その利得 A は入力電力 P_i[W] と出力電力 P_o[W] を用いて式 (2.20) で表す[25]．

$$A = 10 \log_{10} \frac{P_o}{P_i} \tag{2.20}$$

入出力抵抗が等しく R[Ω] であるとした場合に，入出力電圧 E_i, E_o および電流 I_i, I_o から以下の式を得る．

$$A = 10 \log_{10} \frac{P_o}{P_i} = 10 \log_{10} \frac{\left(\frac{E_o^2}{R}\right)}{\left(\frac{E_i^2}{R}\right)} = 10 \log_{10} \left(\frac{E_o}{E_i}\right)^2 = 20 \log_{10} \frac{E_o}{E_i} \tag{2.21}$$

---

[24] 対数には底が 10 である常用対数と底が e である自然対数がある．対数を用いると，桁数が多くなる計算を単純化できる利点があり，常用対数は計算尺に応用されている．なお，CR 回路においてコンデンサに電荷を充電・放電する場合など，多くの自然現象は自然対数を用いて数式化されるものが多い．

[25] 増幅器の利得の場合では数倍程度から 10^8 倍程度まで範囲が非常に広いので，対数表示が便利である．

$$A = 10 \log_{10} \frac{P_o}{P_i} = 10 \log_{10} \frac{I_o^2 R}{I_i^2 R} = 10 \log_{10} \left(\frac{I_o}{I_i}\right)^2 = 20 \log_{10} \frac{I_o}{I_i} \tag{2.22}$$

増幅器の利得をデシベルで表すと，数段重ねた増幅器の利得の合計を対数の性質から単純な加算で計算できる．また，伝送などで生じる減衰量などもデシベルで表す．

2.2.6 電界効果トランジスタ

通常のトランジスタは P 型半導体と N 型半導体の接合の性質を利用する．これに対して，電界効果トランジスタ (field effect transistor) は，電流の通過する領域が N 型半導体もしくは P 型半導体のいずれかのみからなり，N 型半導体を電流が通過するものを N チャネル型といい，P 型半導体を電流が通過するものを P チャネル型という．ここでチャネルは電流の通路の意味である．

電界効果トランジスタでは，バイポーラ (bipolar) 接合トランジスタのコレクタ，エミッタ，ベースに相当する電極をそれぞれ，ソース S(source)，ドレイン D(drain)，ゲート G(gate) という．ソースからドレインに移動する電子もしくは正孔を，ゲートに印加した電圧によって制御するので電圧制御型トランジスタとして分類する[26]．N チャネル型 FET の場合，ゲートに正電圧を加えるが，P チャネル型 FET の場合，ゲートに負電圧を加えて制御する．FET はバイポーラ接合トランジスタと比較して入力の電流を要さず，電圧変化による動作なので，入力抵抗が非常に高く，生体計測装置のような高入力インピーダンスを必要とする計測回路の増幅回路に適している．

電界効果トランジスタは基本的にはソース接地，ゲート接地，ドレイン接地の使い方がある．順にトランジスタのエミッタ接地回路，ベース接地回路，コレクタ接地回路に相当する．図 2.29 では，トランジスタのエミッタ接地回路に相当するソース接地回路の基本回路図を与えるにとどめる．

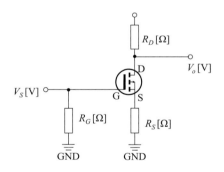

図 2.29 ソース接地回路

---

[26] 三極真空管が同様に電圧制御型デバイスである．グリッド–カソード間に電圧をかけ，カソード–プレート間の電流を制御する．

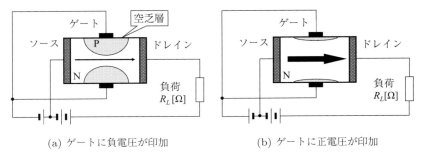

図 2.30 接合形 FET の構造と動作原理

① 接合形 FET(JFET, junction FET)

接合形 FET はゲートに電圧を印加すると電流を制御できる．N チャネル型の場合，図 2.30 のようにN型半導体にP型半導体ゲートが直接接合しており，ゲートに電圧が印加されていないとき，電流はN型半導体をチャネルとして流れる．次にゲートに負の電圧を印加すると，P型半導体内の正孔がゲートに，N型半導体のゲート付近の電子がソースに引き寄せられ，ゲートに挟まれた領域の電子が少なくなる．すなわち，ゲートに電圧を印加すると電子が少なくなった領域の空乏層が生じる．空乏層にはキャリアが存在しないので電流が流れにくくなっている．したがって，空乏層の大きさによりN型半導体内を通る電流を制御できる．接合形 FET の入力抵抗は $10^8 \sim 10^{11}[\Omega]$ 程度である．

② 絶縁ゲート電界効果トランジスタ (MOSFET, metal oxide semiconductor FET)

図 2.31 に示すような N-MOS の場合，ゲートとチャネルの間の薄い金属酸化物 (実際には酸化シリコン) によって絶縁された構造をもつ．この絶縁膜を介してゲートから電圧を印加すると，電界による反転効果[27]でドレインとソースの間をつなぐN型反転層が現れ，電流が流れるようになる．電圧の印加を止めるとN型反転層は消滅するので電流は流れなくなる．なお，P型とN型を入れ替えたものを P-MOS という．

ゲート電圧が 0[V] のときドレイン電流が流れる Depletion 型とゲート電圧が 0[V] のときドレイン電流が流れなくなる Enhancement 型がある．MOSFET の入力抵抗は $10^9 \sim 10^{12}[\Omega]$ 以上であり，接合形に比べて大きい．P-MOS と N-MOS を相補的 (complementary) に組み合わせた C-MOS(図 2.32) は IC[28] に多用されるが，静電気に弱いので扱いに注意を要する．

---

[27] N型半導体に絶縁膜を介して負の電圧を印加すると，N型半導体内部の自由電子が負の電極から遠ざかる．このとき電圧を高くすると対極の正の側から正孔が引き寄せられ，負の電極直下に正孔が支配するP型反転層に変化する．この現象を反転という．P型半導体に正の電圧を印加した場合も同様である．

[28] 集積回路 (integrated circuit) の略．電子回路の小形化，軽量化，量産化，低価格化，信頼性向上に貢献した．製作法によって①半導体集積回路（印刷配線技術により回路を構成する．PN接合を利用した速い動作，大きな消費電力のバイポーラ集積回路と，遅い動作・小さな消費電力であるがバイポーラの40倍の高密度化可能なシリコン酸化膜下の電荷の反転を利用し単一キャリアで動作するユニポーラ MOS 集積回路がある）②薄膜集積回路（回路素子や相互結線のすべてが数ミクロン以下の金属，金属酸化物の薄膜積生層によって構成され，受動素子に優れる）③混成集積回路（薄膜集積回路と半導体集積回路の長所を併せた集積回路）がある．なお，用途によってデジタル IC，アナログ IC に分類される．「3 章 オペアンプ」を参照．

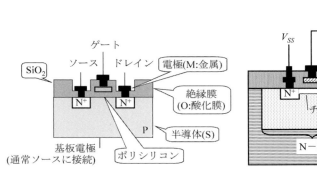
図 2.31 MOSFET の構造

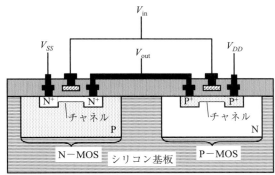
図 2.32 C-MOS の構造

2.2.7 トランジスタの利用法

A ベース接地増幅回路

ベースを共通に接地する回路 (図 2.33) では電流利得はあまり得られないが，電圧利得が得られる特徴がある．エミッタ–ベース間に順方向電圧，ベース–コレクタ間に逆方向電圧が印加しているので入力抵抗が小さく出力抵抗が大きい．

B コレクタ接地増幅回路

コレクタを接地すると，電圧利得は得られないが，電流利得が得られる特徴がある．電力利得も小さいので一般の増幅器には使われない (図 2.34)．

しかしながら電圧増幅率が約 1 であり，入力抵抗が大きく出力抵抗が小さいという特徴をもつので，インピーダンス変換回路として利用される．コレクタ接地回路は「エミッタ・フォロワ回路」とも呼ばれている．これはベースに入力する電圧 V_i とエミッタの出力電圧 V_o の間に $V_o = V_i - V_{BE}$ なる関係式が成立しているからであり，出力電圧 V_o は入力電圧 V_i をフォローしていることに起因する．

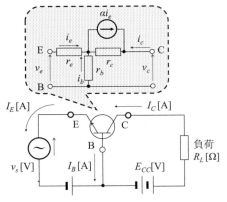
図 2.33 ベース接地回路と等価回路

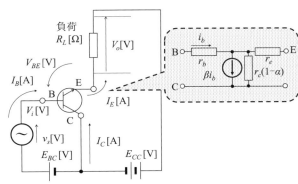
図 2.34 コレクタ接地回路と等価回路

なお，この回路に相当するものとしてFETのドレイン接地回路がある．この回路は「ソース・フォロワ回路」とも呼ばれている[29]．電圧増幅率は約1であり，インピーダンス変換に利用される．

C　エミッタ接地増幅回路

エミッタ接地回路は最も基本的な回路であり，スイッチング回路などにも応用される．その動作については，等価回路による解析ですでに述べている．

---

[29] FETの応用回路についての詳細は他の成書を参考．

実習5　ダイオードの特性

【目　的】

ダイオードはその両端に加えられる電圧の極性により，電流が流れたり流れなかったりする．この特性を利用して，スイッチング，整流，検波等の回路に用いられる．ここでは，第1に，ダイオードの電圧–電流特性を実測し，ダイオードのスイッチング作用を理解する．第2に，ダイオードの整流特性を理解する．

【方　法】

① 図 E5.1 のような回路を構成し，ダイオードの端子電圧を調節しながら，端子電圧に対応した電流を記録する．すなわち，電圧–電流特性を測定する．また，ダイオードの向きを逆にして同様な測定を行い，逆方向電流が流れないことを確かめ (実際には 0.1[nA]〜1[μA] 程度が流れている)，結果として図 E5.2 のような特性曲線を求めよ．

電圧 [V]	電流 [A]	電圧 [V]	電流 [A]	電圧 [V]	電流 [A]	電圧 [V]	電流 [A]
−20		0.0		0.5		1.0	
−16		0.1		0.6		2.0	
−12		0.2		0.7		3.0	
−8		0.3		0.8		4.0	
−4		0.4		0.9		5.0	

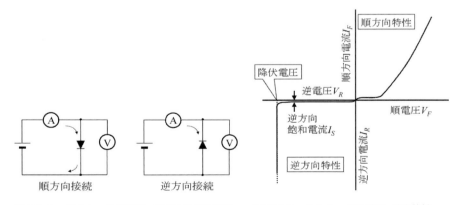

図 E5.1　ダイオードの電圧–電流特性測定回路　　図 E5.2　ダイオードの電圧–電流特性

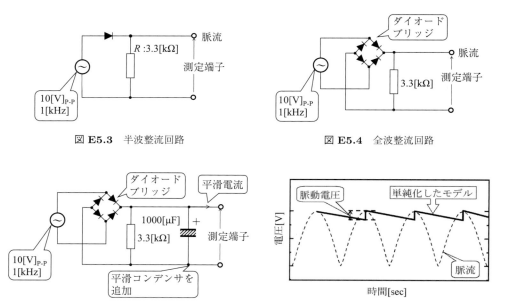

図 E5.3 半波整流回路
図 E5.4 全波整流回路
図 E5.5 平滑回路
図 E5.6 単純化した平滑コンデンサの端子電圧

② 図 E5.3 のような回路を構成し，信号発生器から 1[kHz]，10[V]$_{p-p}$ の正弦波を入力し，オシロスコープで出力電圧を観察せよ．次に，図 E5.4 のような回路を構成し，同様の入力信号に対する出力電圧を観察し，図 E5.3 の回路で得られた結果と比較せよ．

③ 図 E5.4 の回路に大容量のコンデンサを追加して図 E5.5 の回路を構成し，オシロスコープで出力波形を観察せよ．

コンデンサは異なる容量のものを数種類使用し，それぞれの場合の脈動電圧から平均充電電流を概算せよ．さらに電流計でこれを測定して比較せよ．

※ 本実験では平均充電電流は以下の式で概算する．

充電電流が一定であると仮定し，この値を I[A] とする．さらに周波数 f[Hz] の交流電圧を印加して，コンデンサの充電が脈流のピークで瞬間的に行われると仮定する (図 E5.6)．充電回数は 1 秒間に $2f$ 回であるので，1 回当たりの充電時間 $1/2f$[sec] でコンデンサに充電される電荷量 Q[C] は以下の式 (E5.1) で与えられる．

$$Q = I \times \frac{1}{2f} \tag{E5.1}$$

したがって脈動電圧 V_{ripple}[V] およびコンデンサの容量 C[F]，電荷量 Q[C] の間には $Q = C \times V_{\text{ripple}}$ なる関係が成立するので充電電流 I[A] が式 (E5.2) で概算できる．

$$I = 2fQ = 2f \times C \times V_{\text{ripple}} \tag{E5.2}$$

| 実習6 | トランジスタの静特性 |

【目　的】
　一般に電子回路の各種定数を決定するに当たり，使用する素子の電気的特性を知る必要がある．ここでは，電子回路で基本となるトランジスタの静特性を測定して，その働きを理解する．

【方　法】
　静特性の測定は図 E6.1 のエミッタ接地回路で行う．この回路は，ベース電流 I_B・電圧 V_{BE} とコレクタ電流 I_C・電圧 V_{CE} が変えられるように構成してある．

　①　ベース電流 I_B をパラメータとし，コレクタ電圧 V_{CE} を変えて，図 E6.2 の第 1 象限の特性を測定せよ．I_B の値は 0，10，20，30，40，50[μA] まで変化させること．

　②　①の結果から図 E6.2 の第 2 象限の図を作成せよ．次に式 (E6.1) に従って，エミッタ接地電流増幅率 β を求めよ．

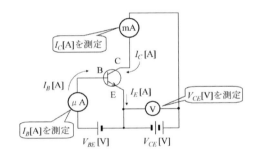

図 E6.1　エミッタ接地回路によるトランジスタの静特性の測定

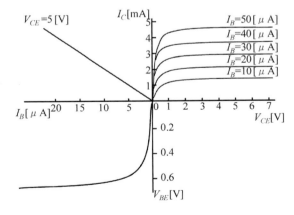

図 E6.2　トランジスタの静特性

$$\beta = \frac{\Delta I_C}{\Delta I_B} \quad (V_{CE} = 5\text{[V]} \text{ 一定}) \tag{E6.1}$$

③ ①の結果から同様に第3象限の図を作成せよ．これをベース電圧–ベース電流特性という．これよりトランジスタの入力特性を知ることができる (この場合も $V_{CE} = 5\text{[V]}$ 一定とせよ)．

④ ①の結果から以下の手法に従い，ベース電流 I_B の条件ごとにトランジスタの出力抵抗 $r_o[\Omega]$ を決定し，比較検討せよ．

※出力抵抗 $r_o[\Omega]$ の算出は特定のベース電流の静特性 (第1象限) に注目する．

エミッタ–コレクタ間電圧 V_{CE} が $V_1\text{[V]}$ のときコレクタ電流 $I_C\text{[A]}$ が $I_1\text{[A]}$ であり，$V_2\text{[V]}$ のとき $I_2\text{[A]}$ であるとすると出力抵抗 $r_o[\Omega]$ は以下の式 (E6.2) で算出される．

$$r_o = \frac{\Delta V_{CE}}{\Delta I_C} = \frac{V_1 - V_2}{I_1 - I_2} \tag{E6.2}$$

【解　説】

コレクタ電流 $I_C\text{[A]}$，エミッタ電流 $I_E\text{[A]}$，ベース電流 $I_B\text{[A]}$ としたとき I_C，I_E，I_B の間には以下の式が成立する．

$$I_E = I_C + I_B \tag{E6.3}$$

ただし，通常 $I_C \gg I_B$ であるので $I_E \fallingdotseq I_C$ として考えることが多い．

直流の場合，ベース電流 $I_B\text{[A]}$ とコレクタ電流 $I_C\text{[A]}$ の間には以下の関係が成立する．

$$I_C = h_{FE} I_B \tag{E6.4}$$

ここで h_{FE} をエミッタ接地直流電流増幅率という (図 E6.3)．

なお交流の場合，ベース電流変化量 ΔI_B とコレクタ電流変化量 ΔI_C の間には以下の関係が成立する．ここで，h_{fe} をエミッタ接地交流電流増幅率という．

$$\Delta I_C = h_{fe} \Delta I_B \tag{E6.5}$$

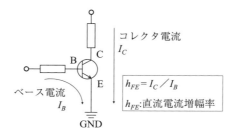

図 E6.3　直流増幅作用

実習7　トランジスタによる増幅器の設計

【目 的】

動作点，動作曲線に関する概念を理解し，実習6で測定したトランジスタ静特性を用いて，実際に増幅器を設計する手順を学ぶ．

【方 法】

① 図 E7.1 のような反転(逆相)増幅回路を想定し，R_C として $3.3[\text{k}\Omega]$ を使用する．また E_{CC} として $5[\text{V}]$ を与える．この値からコレクタ電流を算出し，図 E7.2 を参考にして，この場合の負荷線を実習6で求めたトランジスタの静特性図に引いて適当な動作点 $\text{P}(\text{P}_1, \text{P}_2, \text{P}_3)$ を決定せよ．

② ①で定めた動作点からベースバイアス電流 $I_{B\,\text{bias}}[\text{A}]$ を求めよ．また，このバイアス電流値からバイアス抵抗 R_{B1} の値を算出せよ．

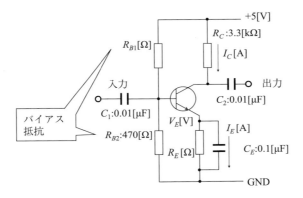

図 E7.1　トランジスタ増幅回路

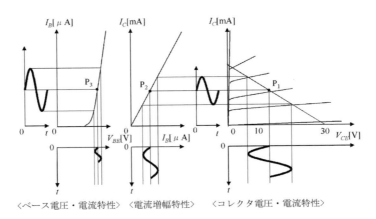

〈ベース電圧・電流特性〉　〈電流増幅特性〉　〈コレクタ電圧・電流特性〉

図 E7.2　トランジスタによる交流信号の増幅の図解

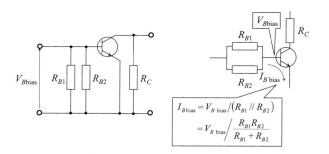

図 E7.3　図 E7.1 の回路で直流分に注目した場合の等価回路

バイアス抵抗 R_{B1}, R_{B2} によりベースに印加されるベースバイアス電圧 $V_{B\,\text{bias}}$ は以下の式 (E7.1) で得られる．

$$V_{B\,\text{bias}} = E_{CC} \times \frac{R_{B2}}{R_{B1} + R_{B2}} \tag{E7.1}$$

図 E7.3 の等価回路より，ベースバイアス電流 $I_{B\,\text{bias}}$ はバイアス抵抗の合成抵抗から以下の式 (E7.2) で得られる．

$$I_{B\,\text{bias}} = V_{B\,\text{bias}} \Big/ \left(\frac{R_{B1} R_{B2}}{R_{B1} + R_{B2}} \right) \tag{E7.2}$$

したがって，バイアス抵抗 R_{B1} およびベースバイアス電流 $I_{B\,\text{bias}}$ と電源電圧 E_{CC}[V] の間には以下の式 (E7.3) が成立する．

$$I_{B\,\text{bias}} = E_{CC}/R_{B1} \tag{E7.3}$$

③　次に②で求めた抵抗値を用いて実際に回路を構成せよ．
　　ただし，R_{B1} は 1[MΩ] の可変抵抗を用いて，②で設計した値にセットせよ．
④　出力電圧として 3[V]$_{p-p}$ の信号を得るためにはベース入力電圧として何 [V]$_{p-p}$ の電圧を入力すればよいかを概算せよ．図 E7.2 に従って増幅率を算出して検討せよ．
⑤　実際に発振器を用いて，④で求めた電圧の信号を入力して (この場合信号の周波数を 1[kHz] 程度にしておく)，出力信号の波形を観察せよ (入力部と出力部の電圧をオシロスコープで観測し，入力対出力の電圧増幅率を求めよ)．
⑥　入力の周波数をいろいろ変えてみて，増幅されている様子を観察せよ．また，入力と出力の位相を調べよ．

3章 オペアンプ

3.1 オペアンプの基礎

3.1.1 オペアンプとは

オペアンプとは演算増幅器,すなわち Operational Amplifier の略で OP アンプと表記する.主たる用法がアナログ信号の増幅であるのでアナログ IC に分類される.また特性に着目してリニアアンプ (linear amplifier) ともいう.オペアンプは直接結合[1]の差動増幅器であり,2つの入力端子の電圧差を増幅して出力するので,同相[2]のノイズを除去しながら増幅することができる.そのため,医療機器においても脳波,心電などノイズに埋もれがちな微小信号に対する増幅回路を構成するのにしばしば利用される.

トランジスタ 1〜2 個で構成した増幅回路とオペアンプを用いた増幅回路の異なる点は,動作の安定性である.トランジスタのベース–エミッタ間に温度特性をもつので,直流電流増幅率にばらつきが大きいという欠点がある[3].しかし,オペアンプは複数のトランジスタを組み合わせて温度特性を相殺している[4].外見は 8 本程度の端子をもつ IC であるが,内部はトランジスタもしくは FET を数個〜数十個用いて構成した増幅回路である.また,外部に接続する抵抗の比で精確に増幅率を決定できる特長をもつ.

3.1.2 差動増幅回路

オペアンプを構成する回路の入力段は図 3.1 のような差動増幅回路なので,まずこれを説明する.差動増幅とは 2 つの入力の差に相当する電圧を増幅することである.この概念を図 3.2 に示す.この図において,同相入出力電圧 V_{ic}, V_{oc} および逆相入出力電圧 V_{id}, V_{od} はそれぞれ $V_{ic} = (V_{i1}+V_{i2})/2$, $V_{oc} = (V_{o1}+V_{o2})/2$, $V_{id} = V_{i1} - V_{i2}$, $V_{od} = V_{o1} - V_{o2}$ と定義される.

これらを用いて同相利得 A_c と逆相利得 A_d は以下のように求められる.

$$A_c = \frac{V_{oc}}{V_{ic}} = \frac{V_{o1} + V_{o2}}{V_{i1} + V_{i2}} \tag{3.1}$$

$$A_d = \frac{V_{od}}{V_{id}} = \frac{V_{o1} - V_{o2}}{V_{i1} - V_{i2}} \tag{3.2}$$

---

[1] トランジスタを多段で用いるときに結合コンデンサを介さずに次のトランジスタに直接入力すること.
[2] 2つの信号波形をそれぞれフーリエ級数展開したとき,位相が一致する成分を同相成分,一致しない成分を逆相成分という.
[3] トランジスタのベース–エミッタ間電圧 V_{BE} は約 $-2[\text{mV}/℃]$ の温度特性をもつので,出力が安定しない.
[4] パラメータ変化などによる動作点の変化も増幅されるので差動増幅によるバイアスの安定化を図る.

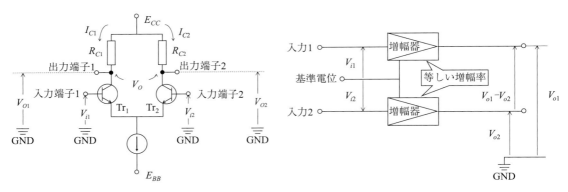

図 3.1 オペアンプの基礎となる差動増幅回路　　図 3.2 差動増幅の概念図

差動増幅回路の性能を示すために，これらの電圧を用いて得られる同相弁別比 (CMRR, common mode rejection ratio) を用いる．同相弁別比は $V_{oc} = V_{od}$ となるような $V_{ic}[\text{V}]$，$V_{id}[\text{V}]$ を用いて以下のように定義される．

$$\text{CMRR} = \left. \frac{V_{ic}}{V_{id}} \right|_{V_{oc}=V_{od}} = \frac{A_d}{A_c} \tag{3.3}$$

オペアンプを用いた差動増幅の場合では，オペアンプが 2 入力 1 出力系なので，図 3.2 の V_{o2} は接地された 0[V] として考える．

3.1.3 オペアンプの表記

オペアンプはトランジスタもしくは FET を複数組み合わせた回路素子なので，素子の組み合わせによってさまざまな種類がある．しかし，入力端子 2 つと出力端子 1 つである点で一致しており，内部回路を一種の暗箱（ブラックボックス）とみなすことができる．すなわち，オペアンプは 2 入力 1 出力の素子と考えることができるので，図 3.3 のような回路記号を用いて表す．オペアンプの 2 つの入力端子をそれぞれ，反転入力端子および非反転入力端子といい，それぞれ図記号の −，+ に対応している．

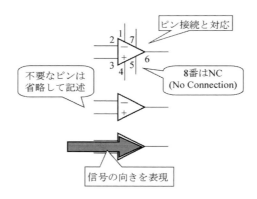

図 3.3 オペアンプの図記号

オペアンプが動作するために，たとえばフェアチャイルド社の μA741 などの最も基本的なオペアンプでは電源電圧として $+15[\mathrm{V}]$ と $-15[\mathrm{V}]$ が必要である．このとき，電源電圧は $\pm 15[\mathrm{V}]$ と表記する．最近では $\pm 3[\mathrm{V}] \sim \pm 18[\mathrm{V}]$ のように電源電圧の幅があるものや，$+5[\mathrm{V}]$，$+12[\mathrm{V}]$ のような単電源で動作するものも多くなっている．したがって，回路図で表記する場合，必要に応じて電源を図 3.4(b) のように記入する場合がある．

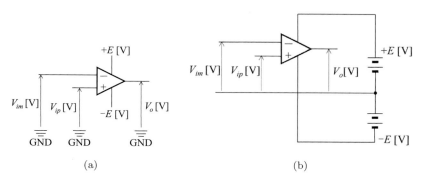

図 **3.4** オペアンプの入出力関係

3.2 オペアンプの基本特性

3.2.1 オペアンプの特性

オペアンプは帰還がない状態で高い増幅率をもち，入出力帰還回路により任意の増幅率が実現可能な増幅器である．オペアンプを用いた回路を考えるときには，オペアンプの理想特性として，差動利得 $A_d = \infty$，同相利得 $A_c = 0$，入力インピーダンス $Z_i = \infty$，出力インピーダンス $Z_o = 0$，増幅周波数帯域 $0 \sim \infty [\mathrm{Hz}]$ の条件のもとに原理的に解析可能である (図 3.5)．

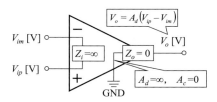

図 **3.5** オペアンプの概念図

実際のオペアンプでは2つの入力端子の電圧 $V_{ip}[\mathrm{V}]$，$V_{im}[\mathrm{V}]$ であるとき，出力電圧 $V_o[\mathrm{V}]$ は入力電圧の差の $V_d = V_{ip} - V_{im}[\mathrm{V}]$ を用いて次の式で表される (図 3.6)．

$$V_o = A_d V_d = A_d \left(V_{ip} - V_{im} \right) \tag{3.4}$$

ここで A_d は開ループでの差動利得を表しており，開ループ利得 (open loop gain) という．通常，この開ループ利得はオペアンプ単体の電圧増幅率を表す重要なパラメータであり，デシベルで表記

する.

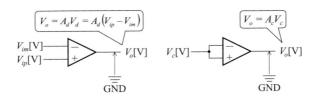

図 3.6 オペアンプの基本動作

また，オペアンプの 2 つの入力端子に対して，同相入力電圧 V_c[V] を入力したときの出力電圧 V_o[V] は同相利得 A_c を用いて以下の式で表される.

$$V_o = A_c V_c \tag{3.5}$$

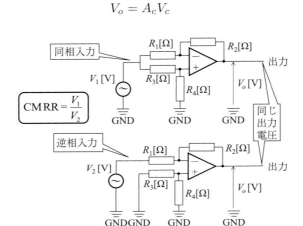

図 3.7 差動増幅回路の同相弁別比の測定法

ところで，同相信号をどの程度抑制するかをオペアンプの同相弁別比 (CMRR) といい，差動増幅回路と同様に考えることができる．CMRR は，ある出力電圧 V_o[V] を生じる同相入力電圧 V_1[V]，および同じ出力電圧 V_o[V] を生じる逆相入力電圧 V_2[V] を用いて式 (3.3) と同様に以下のように定義される (図 3.7).

$$\mathrm{CMRR} = \frac{V_1}{V_2} = \frac{A_d}{A_c} \tag{3.6}$$

3.2.2 オペアンプの出力電圧

A オペアンプの最大出力電圧

汎用のオペアンプの場合，最大出力電圧は電源電圧の約 70%程度である．すなわち電源電圧が ±15[V] の場合，最大出力電圧は ±15[V]×70% ≒ ±11[V] 程度になる．したがって，電圧増幅率 $A_V = 200$ の反転増幅器の場合，入力電圧は $-0.055 \sim 0.055$[V] でなければならない．

ところで単電源動作のオペアンプについて考えると，たとえば電源電圧が 5[V] の場合は，上記と同様に考えて出力電圧が 0.75〜4.25[V] となり 0[V] の出力ができず，信号として 0[V] の入力ができ

ないことになる．そこで，単電源オペアンプの中にはレール to レール (rail to rail) 動作を実現して電源電圧の上限から下限まで利用できるようにしたものもある．この場合，入力あるいは出力で0[V] を利用可能である (図 3.8)．

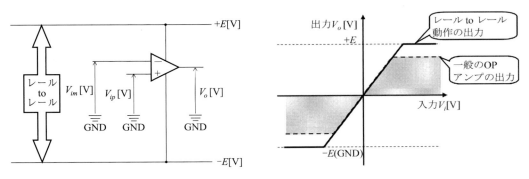

図 **3.8** レール to レール動作

B　オフセット電圧

理想的なオペアンプでは入力電圧 V_{ip}[V]，V_{im}[V] の電圧差 $V_d = V_{ip} - V_{im} = 0$[V] が成立しているとき，出力電圧 V_o は 0[V] になる．しかし，実際のオペアンプの出力電圧 V_o[V] は 0[V] にならない．この時の出力電圧をオフセット (offset) 電圧という (図 3.9)．これを調整するために入力端子間に加える電圧を入力オフセット電圧という．常温で数 [mV] 程度であるが，温度によって変化する．

オペアンプの入力端子はそれぞれトランジスタのベース端子となっている．2 つの入力端子に対応した 2 つのトランジスタの特性が一致すればオフセット電圧を生じないが，実際には完全に一致しないのでオフセット電圧が生じる．

C　入力オフセット電流

オペアンプの＋と−，それぞれの入力端子には，ごくわずかながら電流が流れている．これを入力バイアス電流という．理想的なオペアンプでは，この電流は等しいと考えられるが，実際のオペアンプでは入力部のトランジスタの特性の差によりわずかながら異なる．この電流の違いを入力オ

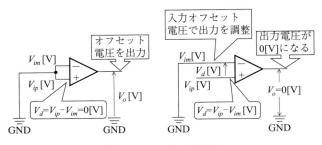

図 **3.9** オフセット電圧

フセット電流といい，これによって出力電圧が発生し，信号増幅時における誤差の原因となる．入力バイアス電流と入力オフセット電流はどちらもオペアンプの特性の 1 つとされている．

3.3 オペアンプを使用する基礎回路

最も基本的な使用法は反転増幅と非反転増幅である．これらを中心に基礎となる回路について説明する．

3.3.1 反転増幅回路

オペアンプに対して図 3.10 のように抵抗を接続した回路では，入力が＋のとき出力が－になり，入力が－のとき出力が＋になるというように，位相が 180°変化するので反転増幅回路という．この出力の反転回路がオペアンプの基本回路である．

この回路の電圧増幅率を A_V とすると，接地している＋端子の電圧 $V_{ip} = 0[\mathrm{V}]$ を考慮して以下の式が成立する．

$$V_o = A_V (V_{ip} - V_{im}) = -A_V \cdot V_{im} \tag{3.7}$$

ところでオペアンプの 2 端子間のインピーダンスは無限大で電流が生じない．すなわち－端子の電位は＋端子の電位とほぼ等しいので接地した状態，すなわち 0[V] であるとしてよい．これを仮想短絡という．

図 3.10 に示すように，－端子に流れ込む入力電流 $i[\mathrm{A}]$ を考えると，上述の理由により $V_{im} = iR_1$，$V_o = -iR_2$ が成立する．式 (3.7) に代入すると以下の関係式が成立する．

$$-iR_2 = -A_V \cdot iR_1 \tag{3.8}$$

したがって，電圧増幅率 A_V は $R_1[\Omega]$，$R_2[\Omega]$ の比として以下のように定義される．

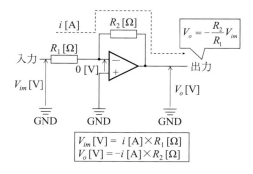

図 3.10 反転増幅回路の抵抗と入出力信号

$$A_V = \frac{R_2}{R_1} \tag{3.9}$$

すなわち，オペアンプの反転増幅回路では，オペアンプの種類によらず接続した抵抗の比によって増幅率が決定される．このとき，R_1 を入力抵抗，R_2 を帰還抵抗という．

3.3.2 非反転増幅回路

図 3.11 のように抵抗 $R_1[\Omega]$ を接地し，＋端子に電圧を入力する増幅回路を非反転増幅回路という．この回路の電圧増幅率 A_V は $V_o = i(R_1 + R_2)$，$V_{ip} = iR_1$ を考慮して反転増幅回路と同様の手法により以下のように求められる．

$$A_V = \frac{V_o}{V_{ip}} = \frac{i(R_1 + R_2)}{iR_1} = 1 + \frac{R_2}{R_1} \tag{3.10}$$

この回路の入力抵抗はオペアンプ内部の抵抗値となり，一般的には $100[\text{M}\Omega]$ 程度の非常に大きい値になる．すなわち，入力インピーダンスが大きいので，信号源抵抗[5] $R_s[\Omega]$ がかなり大きい値でも，影響はほとんど生じない．したがって，内部抵抗 $R_s[\Omega]$ が大きい信号の増幅には非反転増幅回路を使用するのが望ましい．

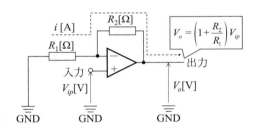

図 **3.11** 非反転増幅回路

3.3.3 微分回路

オペアンプの－端子にコンデンサ $C[\text{F}]$ を接続し，帰還抵抗 $R[\Omega]$ を接続したものを微分回路という (図 3.12)．

C から R に流れる電流を $i[\text{A}]$ とすると，出力電圧 $V_o[\text{V}]$ は帰還抵抗 $R[\Omega]$ の端子電圧であるから，仮想短絡と電流の方向を考えて以下の式で表せる．

$$V_o = -Ri \tag{3.11}$$

また，コンデンサに蓄えられる電荷 $Q[\text{C}]$ は，電流 $i[\text{A}]$ の時刻 $t[\text{sec}]$ までの積分であるので端子間電圧，すなわちオペアンプの入力電圧 $V_{im}[\text{V}]$ は以下の式で表せる．

---

[5] 「1.2.7 電池の内部抵抗」と同様に信号源のもつ内部抵抗である．

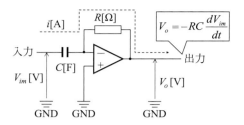

図 3.12 微分回路

$$V_{im} = \frac{1}{C}\int i\, dt \tag{3.12}$$

この式を微分すると

$$i = C\frac{dV_{im}}{dt} \tag{3.13}$$

が得られる．これを式 (3.11) に代入して整理すると式 (3.14) が得られる．

$$V_o = -RC\frac{d}{dt}V_{im} \tag{3.14}$$

3.3.4 積分回路

オペアンプの−端子に入力抵抗 $R[\Omega]$ を接続し，帰還コンデンサ $C[\mathrm{F}]$ を接続したものを積分回路という (図 3.13)．

微分回路と同様に，R から C に流れる電流を $i[\mathrm{A}]$ とすると，オペアンプの入力電圧 $V_{im}[\mathrm{V}]$ は入力抵抗 $R[\Omega]$ の端子電圧であるから，電流の方向を考えて以下の式で表せる．

$$V_{im} = Ri \tag{3.15}$$

また，出力電圧 $V_o[\mathrm{V}]$ は帰還コンデンサ $C[\mathrm{F}]$ の端子電圧であるから，電流の方向を考えて以下の式で表せる．

$$V_o = -\frac{1}{C}\int i\, dt \tag{3.16}$$

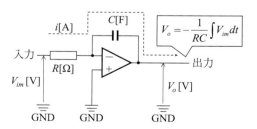

図 3.13 積分回路

式 (3.15), (3.16) より以下の式が導かれる．

$$V_o = -\frac{1}{RC}\int V_{im}dt \tag{3.17}$$

3.3.5 加算回路

図 3.14 のように反転増幅回路の入力端子に複数の抵抗 $R_1[\Omega]$, $R_2[\Omega]$, $\cdots$, $R_n[\Omega]$ を接続し，それぞれの抵抗に入力電圧 $V_{im1}[V]$, $V_{im2}[V]$, $\cdots$, $V_{imn}[V]$ を加えると，抵抗 $R_1[\Omega]$, $R_2[\Omega]$, $\cdots$, $R_n[\Omega]$ に流れる電流 $i_1[A]$, $i_2[A]$, $\cdots$, $i_n[A]$ はそれぞれ

$$i_1 = V_{im1}/R_1,\ i_2 = V_{im2}/R_2,\ \cdots,\ i_n = V_{imn}/R_n \tag{3.18}$$

である．また帰還抵抗 $R_f[\Omega]$ に流れる電流 $i_f[A]$ は

$$i_f = -V_o/R_f \tag{3.19}$$

である．このとき，オペアンプの−端子に流れ込む電流は 0 とみなせるので，キルヒホッフの法則から以下の式が成立する．

$$i_f = i_1 + i_2 + \cdots + i_n \tag{3.20}$$

このときに上式を代入して整理すると以下のような加算の式が得られる．

$$V_o = -R_f\left(V_{im1}/R_1 + V_{im2}/R_2 + \cdots + V_{imn}/R_n\right) \tag{3.21}$$

$R_1[\Omega]$, $R_2[\Omega]$, $\cdots$, $R_n[\Omega]$, $R_f[\Omega]$ の選び方によって重み付き加算が行われる[6]．すべての抵抗が等しければ単純な加算回路になる．

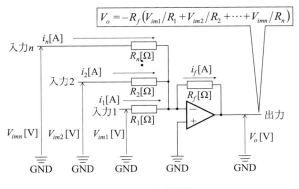

図 **3.14** 加算回路

---

[6] ここで R_f を C に変えると加算積分回路になる．

3.3.6 減算回路

減算回路は図 3.15 のようにオペアンプの−端子と＋端子に異なる電圧を入力し，その差を増幅する回路よりなる．

オペアンプの＋端子の電位 $V_T[\mathrm{V}]$ は，抵抗 $R_4[\Omega]$ の端子電圧なので以下の式のようになる．

$$V_T = \frac{R_4}{R_3 + R_4} V_{ip} \tag{3.22}$$

ここで，仮想短絡によりオペアンプの−端子と＋端子は等電圧なので，−端子の電圧は $V_T[\mathrm{V}]$ に等しい．したがって，抵抗 $R_1[\Omega]$，$R_2[\Omega]$ に流れる電流を $i[\mathrm{A}]$ とすると，以下の2式が成立する．

$$i = \frac{V_{im} - V_T}{R_1} \tag{3.23}$$

$$V_o = V_T - iR_2 \tag{3.24}$$

これらから，−端子の入力電圧 $V_{im}[\mathrm{V}]$ と＋端子の入力電圧 $V_{ip}[\mathrm{V}]$，および出力電圧 $V_o[\mathrm{V}]$ の間には次の関係が成立する．

$$V_o = \frac{R_1 + R_2}{R_1} \left(\frac{R_4}{R_3 + R_4} V_{ip} - \frac{R_2}{R_1 + R_2} V_{im} \right) \tag{3.25}$$

ここで $R_1 = R_3$，$R_2 = R_4$ とすると上の式は次のようになる．

$$V_o = \frac{R_2}{R_1} (V_{ip} - V_{im}) \tag{3.26}$$

これより，減算が可能であることがわかる．

なお上式より，この回路の電圧増幅率 A_V は以下のようになる．

$$A_V = \frac{V_o}{V_{ip} - V_{im}} = \frac{R_2}{R_1} \tag{3.27}$$

これは A_V が入力抵抗 R_1 と帰還抵抗 R_2 の比によって決まることを示している．

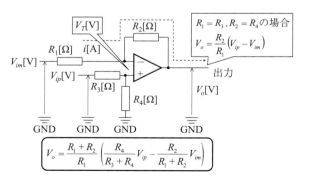

図 **3.15** 減算回路

3.3.7 整流回路

ダイオードは整流回路や保護回路で利用される半導体素子である[7] が，順方向電圧 V_F [8] がある一定の電圧を超えないと順方向電流が流れない性質をもつ．このため，入力電圧に対する不感帯が存在するので，応答速度が低下し問題となる場合がある．これを改善するために，オペアンプと組み合わせた整流回路を構成する．

図 3.16 のように反転増幅回路にダイオード D_C [9] を接続する．V_{im}[V] が−の場合には D_C は逆方向電圧がかかるので回路に影響を与えない．すなわち，反転増幅回路と同様に出力電圧 $V_o = -(R_2/R_1)V_{im}$ となる．

V_{im}[V] が＋の場合，D_C に順方向電圧がかかるので，増幅された電圧は D_C により順方向電圧にクランプされ，出力電圧 V_o はほぼ 0[V] となる[10]．

以上により，電圧の立ち上がりが改善され，整流に関して理想特性が実現できる．

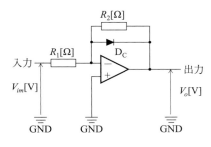

図 3.16 整流回路

3.3.8 ボルテージホロワ回路

ボルテージホロワ回路は，非反転増幅回路の R_1 を無限大，R_2 を 0 としたときの回路から得られる．このとき式 (3.10) より電圧増幅率 A_V は 1 で，インピーダンス変換を行う回路になる．この場合，高インピーダンス入力から低インピーダンス出力へ変換されたことになる．電圧は 1 倍でも電流を増幅しているので，大きな電流を取り出すことができる (図 3.17)．

---

[7] 「2.1 ダイオード」の節参照
[8] 一般用ダイオードで 0.6[V]，小信号用ダイオードでも 0.1〜0.2[V]
[9] ダイオードの順方向電圧がほぼ一定値であることを利用して，波形の上端または下端を基準値に一致させるために接続したダイオードのことである．この回路の場合，仮想短絡 (=0[V]) を基準電圧としている．
[10] 実際には，ダイオードの順方向電圧 V_D[V] 分の電圧降下により $-V_D$[V] が出力される．これを改善するために，ダイオードを追加して負の電圧を出力しないよう，実習 8 の図 E8.5 に示す回路を実用上の基礎回路として用いる．

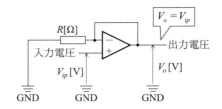

図 3.17　ボルテージホロワ回路

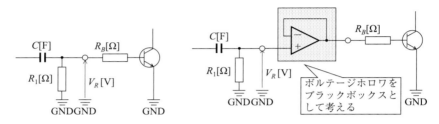

(a) ボルテージホロワ回路のない場合　　(b) ボルテージホロワ回路のある場合

図 3.18　ボルテージホロワ回路の効果

図 3.18(a) のように R_1C 回路とトランジスタ回路を接続するとき，$R_1[\Omega]$ の出力端子電圧 $V_R[V]$ はトランジスタのベース抵抗 $R_B[\Omega]$ の影響を受けるが，図 3.18(b) のようにボルテージホロワ回路を介すると，$V_R[V]$ は R_1C のみで決定し，$R_B[\Omega]$ には影響を受けない．すなわち，前段と後段が分離されて互いに影響を与えない．

3.3.9　増幅回路の増幅率の調整法

オペアンプの電圧増幅率やオフセット電圧は温度に依存して変化するものである．またオペアンプの電圧増幅率を決定する抵抗は誤差 5〜10% 程度が認められているので，正確に増幅度を計算しても回路を製作した時点で，抵抗誤差による電圧増幅率の変動が起こり得る．

このため，オペアンプを用いて増幅回路を設計する場合，半固定抵抗器を用いて増幅率の微調整を行えるようにするのが普通である[11]．たとえば，図 3.19 のように抵抗 $R_2[\Omega]$ と半固定抵抗器 $R_V[\Omega]$ を直列接続して帰還抵抗とすると，電圧増幅率 A_V は

$$A_V = \frac{R_2 + R_V}{R_1} \tag{3.28}$$

となり，比較的小さい範囲で調整できる．

---

[11] 詳細は他の成書を参照．

3.3 オペアンプを使用する基礎回路

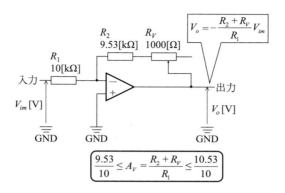

図 3.19 増幅率変動を改善できる反転増幅回路

| 実習8 | オペアンプを用いた演算 |

【目 的】

オペアンプの性質を理解し，アナログ演算がどのようにして行い得るかを学ぶ．

【方 法】

① OP アンプを用いて，図 E8.1～E8.4 のような回路を構成し，1[kHz] の正弦波および矩形波を入力して，それぞれの場合の入力と出力の波形をスケッチせよ．次に入出力の関係を計算値と比較せよ (図 E8.3，E8.4 では入力として発振器を 2 台使用する)．

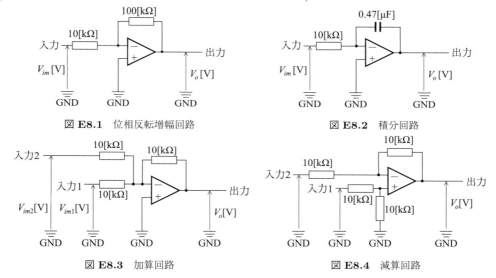

図 E8.1　位相反転増幅回路

図 E8.2　積分回路

図 E8.3　加算回路

図 E8.4　減算回路

② 図 E8.5～E8.7 の回路を構成して①と同様の実験を行い，その結果からそれぞれどのような演算を実現する回路か説明せよ．図 E8.5 については 2 つのダイオードのそれぞれの働きについて説明せよ．

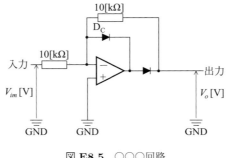

図 E8.5　○○○回路

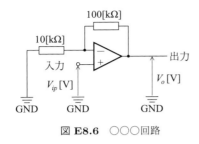
図 E8.6　○○○回路

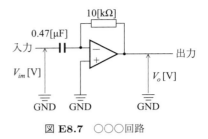
図 E8.7　○○○回路

【解　説】

① オペアンプのパッケージ

オペアンプのパッケージは図 E8.8 に示すように IC 型やメタルキャン (metal can package) 型などがあり，図 E8.9 に示すようなデュアルインライン (DIP, dual in line package) 型や，シングルライン (SIP, single in line package) 型などが多い．

基板実装を考慮すると，デュアルインライン型が比較的使いやすい．8pin のものと 14pin のものがあり，8pin のものは 1 回路もしくは 2 回路入り，14pin のものは 4 回路入りが多い．2 回路もしくは 4 回路のものは 1 チップ内の回路同士の入力バイアス電流，周波数特性，温度特性が非常に良く似た特性になるが，オフセット電圧などは等しくならない．1 チップ 1 回路のものの中にはオフセット調整端子をもつことがあるが，2 回路入りのものはもたないので，オフセット電圧調整が必要な回路を構成する場合には 1 チップ 1 回路のものを利用したほうが良い．

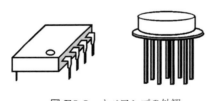
図 E8.8　オペアンプの外観

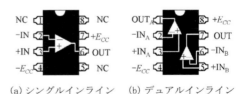
図 E8.9　オペアンプのパッケージ

② セカンドソース (second source)

メーカーが新種の IC を設計し発表したものをオリジナルソース (original source) という．このメーカー以外の他メーカーがこれを基に同一特性・同一機能の IC を製作する．これをセカンドソースという．メーカ名やパッケージを表すアルファベット以外の回路番号は同一なので，オペアンプの場合，741 と表記すればフェアチャイルド社の開発した μA741 かそのセカンドソースであることがわかる．一般に言われる純正品とはオリジナルソースのことをいい，相当品とはセカンドソースにあたる．

セカンドソースが多く出ている品種ほど廉価で入手しやすいので利用しやすい．

実習9　差動増幅器における同相弁別比の測定

【目 的】

先に学んだ OP アンプを用いて，生体信号の測定に不可欠な差動増幅器を構成する方法とその性能の評価法を学ぶ．

【方 法】

① OP アンプを用い，図 E9.1 に示すような差動増幅器を構成せよ．

② V_c として 500[Hz]〜100[kHz]（刻みは 1, 2, 5, …）の信号を入力したときの出力電圧が 5[V]$_{p-p}$ になるように入力を調節し，その電圧を測定せよ．（これは同相時の特性となる）

③ 次に V_d として発振器の出力を入力する．入力電圧は出力電圧が 5[V]$_{p-p}$ になるように設定し，その電圧を測定しておく（これは逆相時の特性となる）．このとき，周波数は②と同様にせよ．

④ ②，③の結果より，同相弁別比の周波数特性を図 9.2 のようなグラフに示せ．

同相弁別比 (CMRR) は，下記の式によって表される．

$$\mathrm{CMRR} = \frac{\text{ある出力電圧を生じる同相入力電圧}(V_c)}{\text{同じ出力電圧を生じる逆相入力電圧}(V_d)} = \frac{A_{d1}}{A_{c1}} \tag{E9.1}$$

また，増幅回路の電圧利得を dB で表した $\mathrm{dB}(A_{c2})$，$\mathrm{dB}(A_{d2})$[dB] は以下の式で得られる．

$$\mathrm{dB}(A_{c2}) = 20 \log_{10} \frac{V_o}{V_c} \tag{E9.2}$$

$$\mathrm{dB}(A_{d2}) = 20 \log_{10} \frac{V_o}{V_d} \tag{E9.3}$$

したがって同相弁別比を dB 表記した dB(CMRR) について以下の式が成立する．

$$\mathrm{dB}(\mathrm{CMRR}) = \mathrm{dB}(A_{d2}) - \mathrm{dB}(A_{c2}) \,[\mathrm{dB}] \tag{E9.4}$$

$$= 20 \left(\log_{10} \frac{V_o}{V_d} - \log_{10} \frac{V_o}{V_c} \right) = 20 \log_{10} \frac{V_c}{V_d} \tag{E9.5}$$

$$= 20 \log_{10} \frac{A_{d1}}{A_{c1}} \tag{E9.6}$$

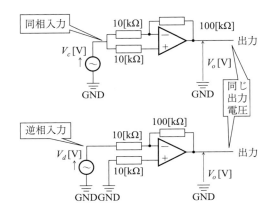

図 E9.1　CMRR の測定回路

表 E9.1　CMRR の測定

周波数 [Hz]	500	1k	2k	5k	10k	20k	50k	100k
出力電圧 V_o[V]								
同相入力電圧 V_c[V]								
同相信号増幅率 A_{c1}								
同相電圧利得 dB(A_{c2})[dB]								
逆相入力電圧 V_d[V]								
逆相信号増幅率 A_{d1}								
逆相電圧利得 dB(A_{d2})[dB]								
CMRR[dB]								

【解　説】

　差動増幅器は，2つの入力端子相互間の電位差を増幅して出力するので，両入力端子間にまったく等しい電圧が加えられた場合，入力端子間の電位差は 0[V]，したがって出力も 0[V] になるはずである．しかし実際の OP アンプでは，内部回路のアンバランスなどの原因から，多少の電圧が出力される．そこで，差動増幅器としての性能を表す指標として CMRR が測定される．図 E9.2 は，CMRR の周波数依存性の例を示したものであるが，±0.1% 以下の精度の抵抗を用いれば，約 100[dB] 程度

までの CMRR を測定することができる.

　たとえば，10[mV] の逆相入力電圧を加えて 5[V] の出力電圧がある差動増幅回路に同相信号を加えて 5[V] の出力電圧を得たとする．このときの同相入力電圧が 1[V] であったとすると，式 (E9.1) から，同相弁別比 $= \dfrac{1[\mathrm{V}]}{10 \times 10^{-3}[\mathrm{V}]} = 100$ が得られる．これはデシベルで表すと 40[dB] である．一般的には同相弁別比が大きいほど良好な増幅回路であり，たとえば心電計の同相弁別比は 60dB 以上と日本工業規格（JIS）で定められている．

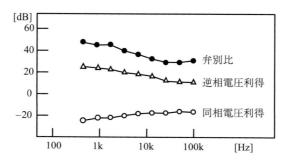

図 **E9.2**　同相弁別比の周波数依存性

4章　ゲート回路と論理演算

$1+1=2$ なる式が成立することは，ごく当然のことである．しかし，電子計算機の内部で行われる二値化した論理，すなわち有か無かについて演算を考えるときには，見かけ上で通常と異なる演算が成立する．二値化され 0 と 1 のみ存在する演算体系では "2" という数は存在しないからである．本章では，演算のために二値化した論理を表す論理回路，すなわちゲート回路と論理演算について述べる．

4.1　論理演算と回路

論理的な命題の真偽関係を演算形式で扱う計算を論理演算 (logical operation) もしくは命題算 (calculus of propositions) という．命題を抽象的な要素と考えて記号化し，その結合を代数演算として表す．イギリスの数学者 G. Boole が開拓したのでその体系をブール代数 (Boolean algebra) ともいう．命題 A が真であることを A=1，真でない (偽である) ことを A=0 で表す．このとき 1，0 を真理値というが，＋，－や他の記号で表すこともある．

命題に対する操作の一部分が形式化されることが知られており，人間の思考の一部分を機械化しうることが予想されていた．やがて電子機器を使って命題結合と同じ形式が実現できるようになり，電子計算機などの論理回路 (logical circuit) の解析と設計に論理演算を応用する基礎が作られた．

4.1.1　論理回路と電子回路

A　ロジックレベル

論理回路の入出力は電圧で考える．この電圧は基本的に 5[V] を H レベル，0[V] を L レベルとして扱う．これをロジックレベル (logic level) という．しかし，実際の論理回路は電磁的雑音 (ノイズ) の影響により電圧レベルが微小変動する．そこで，入力電圧は 2.0～5.0[V]，出力電圧は 2.4～5.0[V] のときに H レベル，入力電圧が 0～0.8[V]，出力電圧が 0～0.4[V] のときに L レベルとして処理する．このときの電圧の雑音に対する余裕が 0.4[V] に定められている (図 4.1)．これを雑音余裕という．なお，論理回路として一般的な TTL 標準の IC である 74 シリーズの場合，電源電圧が 5[V] で誤差 ±5% 以内でなければ誤動作 (ロジックレベルの変動)，IC の破壊などをひき起こす．

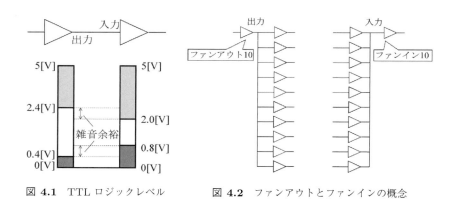

図 4.1　TTL ロジックレベル　　図 4.2　ファンアウトとファンインの概念

B　ファンアウトとファンイン

　論理回路の出力に接続できる次段の論理回路の数をファンアウト (fan-out) という．すなわち負荷電流の最大許容量を次段の論理回路の入力電流の絶対値で割ったものがファンアウトである．これに対して，入力に接続できる前段の論理回路の数をファンイン (fan-in) という (図 4.2)．通常，論理回路はファンインが大きくても問題ないが，ファンイン入力の中の 1 つから他の入力を見た場合に，負荷として働くのでその入力の駆動能力が大きいことが要求される．この観点からファンインが制限されることがある．

　ファンアウトおよびファンインを表す数字はデジタル IC のゲート特性を表すパラメータである．

4.1.2　論理の基礎

A　正論理と負論理

　論理回路のロジックレベルを論理演算に対応させるとき，H=1，L=0 として対応するのが正論理であり，H=0，L=1 として対応するのが負論理である．同一の回路構成の場合でも，正論理と負論理で演算の種類が異なるものになるので，回路設計の際にあらかじめ設定しなければならない．なお本章では基本的に正論理で扱う．

B　真理値表

　論理演算の入力と出力の真理値の関係を表したものを真理値表 (truth table) という．論理表ということもある．通常，ロジックレベルを正論理で考えて記述する．

C　タイミングチャート

　論理の入出力関係は真理値表で記述可能であるが，実際の論理回路では時間の経過とともに電圧の入出力関係が動的に変化している．たとえば，ロジックレベルが L から H に変動するときをポジティブエッジ，H から L に変動するときをネガティブエッジといい，フリップフロップ回路のタイミングを決めるクロックパルス (C_P) を考えるときに重要である．この動的な状態を理解しやすくするために，時間の経過と入出力のロジックレベルをグラフ化して表すことがある．このグラフをタ

イミングチャート (timing chart) もしくはタイムチャート (time chart) という.

D　MIL 記号

MIL とは military standard, すなわちアメリカの軍用規格のことである. この中の回路記号に関する記述項目が MIL 方式として広く使われるようになった. すなわち, MIL 記号とは MIL 方式の論理関係を表現する記号のことである.

MIL 記号によって表現されるのは抽象的な論理動作であり, 実際の電子回路ではない. したがって, 同一の MIL 記号で表すものでも, 異なる論理回路の場合もあるし, あるいは同一の論理回路でも正論理で考えるか負論理で考えるかで異なる MIL 記号で表される場合もある.

MIL 記号は基本となる形状と, 否定を表す ◯ との組み合わせで記述する.

E　JIS 記号

国際電気標準会議 (IEC) では MIL 記号を使った表現のほかに, より理解しやすいように文字・数式を箱の中に記述し入出力関係のみに着目した論理記号を開発した. 日本工業規格 (Japanese Industrial Standard = JIS) ではこれを踏襲しているので本書では JIS 記号として取り扱う.

F　ベ ン 図

ベン図 (Venn diagram) は英国の論理学者 John Venn によって提案されたもので, 楕円を用いて集合および命題間の論理的関係を示す図式である. ∩(AND), ∪(OR) などの演算子とともに, 統計学で使用されることが多い. 範囲図とも呼ばれ, 包含関係や論理演算を直感的に示した図により表す. 通常は斜線部が論理演算の結果を表している.

4.2 論理演算と電子回路

4.2.1 AND 演算

論理積ともいう．入力 A と入力 B(A and B) がともに 1 のとき，出力 Y が 1 になるところからこの名前がついた．演算子 ● もしくは ⊗ を用いて表す．

電子回路ではダイオードが ON か OFF になるかをみて出力がどうなるかみる．入力 A, B に同時に電圧がかかったときのみダイオードは遮断して，出力 Y に電圧がかかる．入力 A, B いずれか，もしくは両方ともに 0[V] のとき出力 Y は 0[V] になる．すなわち正論理では L になる．これは最も単純なスイッチ回路の例を用いると理解しやすい．

入力の数が多い場合でも 2 入力と同様に考えられる．すなわちすべての入力が H の場合のみ H を出力し，それ以外では L を出力する．

表 4.1　AND 演算 $(Y = A \cdot B)$

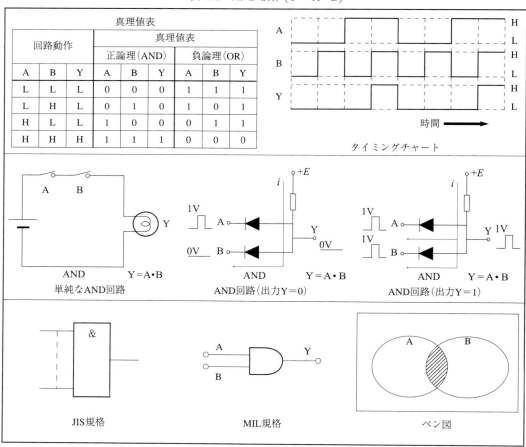

4.2.2 OR 演算

論理和ともいう．入力 A もしくは入力 B のいずれか一方，もしくは両方が 1 のとき，出力 Y が 1 になるところからこの名前がついた．演算子 +，もしくは ⊕ を用いて表す．

電子回路では入力 A，B のいずれか一方，もしくは両方ともに電圧がかかったとき，出力 Y に電圧がかかる．入力 A，B の両方ともに 0[V] のときのみ出力 Y は 0[V] になる．すなわち正論理では L になる．

これは最も単純なスイッチ回路の例を用いると理解しやすい．

入力の数が多い場合でも 2 入力と同様に考えられる．すなわちすべての入力が L の場合のみ L を出力し，それ以外では H を出力する．

表 4.2 OR 演算 $(Y = A + B)$

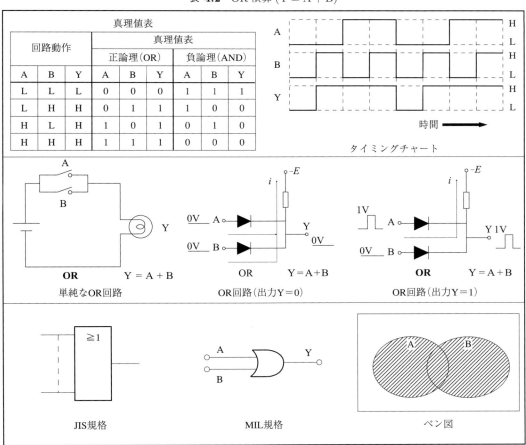

4.2.3 NOT 演算

否定ともいう．入力 A を反転した値が出力 Y になるところからこの名前がついた．否定を表す論理回路はインバータ (inverter) とも呼ばれる．演算子 ‾ を用いてこれを表す．電子回路では入力 A として，トランジスタのエミッタ-ベース間電圧を与えるとベース電流が流れる．この結果コレクタが飽和状態になりコレクタ電圧は 0[V] となる．逆に入力 A にかかる電圧が 0[V] のとき，エミッタ-ベース間電圧が 0[V] となり，ベース電流は流れない．したがって，電源 E_{CC} からベースに電流が流れず遮断状態となり，コレクタ電圧が E_{CC}[V] すなわち正論理では H となる．

表 4.3 NOT 演算 ($Y = \overline{A}$)

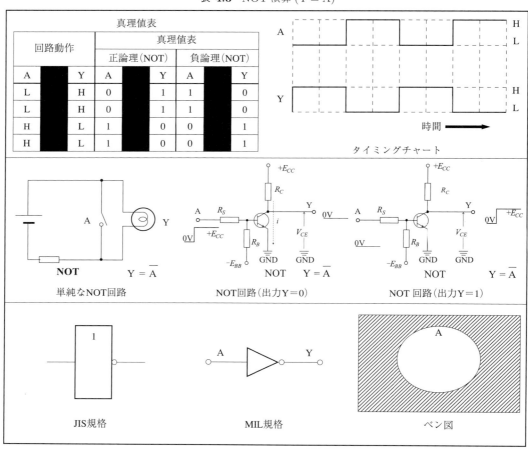

4.2.4 NAND 演算

否定論理積ともいう．基本的には NOT 演算と AND 演算の組み合わせである．

入力 A と入力 B(A and B) がともに 1 のとき，出力 Y が 0 になるところからこの名前がついた．演算子 • もしくは ⊗ と，否定演算子 ¯ を組み合わせて表す．NAND 回路は表 4.4 のような DTL(diode transistor logic) 反転増幅回路 (回路その 1) を基本としており，反転増幅回路を表中回路その 2 のように直列に接続したものが NAND 回路である．

トランジスタ等を用いた論理回路は多入力反転増幅回路，すなわち NAND 回路を基本とする．市販されている論理回路用 IC は NAND 回路もしくは NOR 回路を基本として構成されたものが多い (4.2.8 項参照)．

表 4.4 NAND 演算 ($Y = \overline{A \cdot B}$)

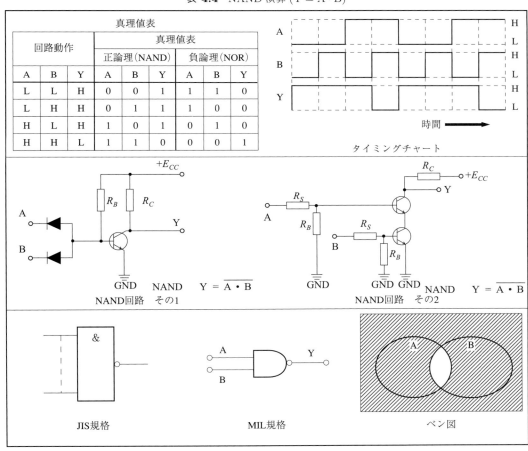

4.2.5 NOR 演算

否定論理和ともいう．基本的には NOT 演算と OR 演算の組み合わせである．入力 A もしくは入力 B(A or B) のいずれか一方，もしくは両方が 1 のとき，出力 Y が 0 になる．演算子＋もしくは $\oplus$ と，否定演算子 ¯ を組み合わせて表す．NOR 回路は表 4.5 に示す DTL 反転増幅回路 (回路その 1) からなることが回路図からわかる．実際の NOR 回路は表中回路その 2 のように，反転増幅回路を並列に接続した形になっている．

表 4.5　NOR 演算 ($Y = \overline{A + B}$)

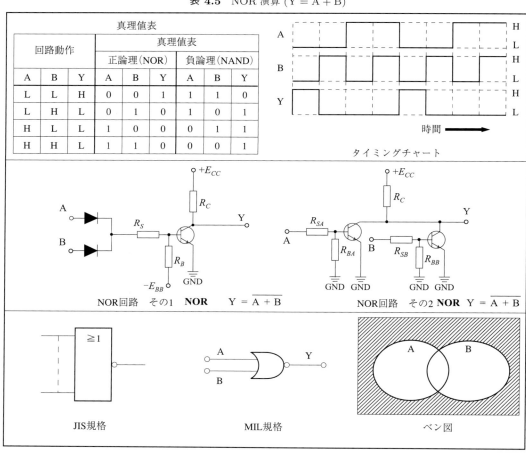

4.2.6 EXOR 演算

排他的論理和 (exclusive OR) ともいう．ExOR もしくは EOR と表記する場合もある．

入力 A もしくは入力 B のいずれか一方が 1 でもう一方が 0 であるとき，出力 Y が 1 になるが，入力 A，B ともに 1，もしくはともに 0 であるとき，出力 Y は 0 になる．

AND，OR，NOT，NAND，NOR と異なり単純にそのまま対応する論理回路は存在しないので，これらを組み合わせることによって構成する (4.2.8 項参照)．

これは，「不一致」のときのみ真であるという概念を真理値表として具体化したものが論理和と似ていることから名づけられた概念先行の論理である．

表 4.6 EXOR 演算 ($Y = \overline{A} \cdot B + A \cdot \overline{B}$)

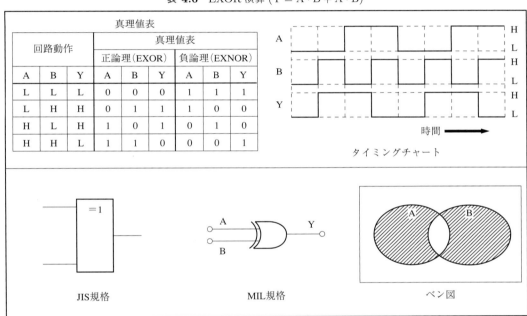

4.2.7 EXNOR 演算

排他的否定論理和 (exclusive NOR) ともいう．否定演算と EXOR 演算の組み合わせで表される．ExNOR，ENOR，NEXOR などと表記する場合もある．

入力 A もしくは入力 B のいずれか一方が 1 でもう一方が 0 であるとき，出力 Y が 0 になるが，入力 A，B ともに 1，もしくはともに 0 であるとき，出力 Y は 1 になる．

EXOR と同様に，そのまま対応する論理回路は存在しないので，これらを組み合わせることによって構成する (4.2.8 項参照).

これは，「一致」のときのみ真であるという概念を真理値表として具体化したものであり，排他的論理和 (EXOR) と否定 (NOT) を組み合わせたものである．演算として使用されることはあまりないが，アドレスの選択に使用される．それゆえ，表記の仕方も排他的否定論理和 (exclusive NOR) と考えて EXNOR とする場合と，排他的論理和の否定，すなわち否定排他的論理和 (NOT exclusive OR) であると考えた NEXOR(NexOR，NExOR) などの表現がある．

表 4.7 EXNOR 演算 $(Y = \overline{\overline{A} \cdot B + A \cdot \overline{B}})$

回路動作			真理値表					
			正論理（EXNOR）			負論理（EXOR）		
A	B	Y	A	B	Y	A	B	Y
L	L	H	0	0	1	1	1	0
L	H	L	0	1	0	1	0	1
H	L	L	1	0	0	0	1	1
H	H	H	1	1	1	0	0	0

タイミングチャート

JIS規格　　MIL規格　　ベン図

4.2.8 論理回路の組み合わせ

論理回路を組み合わせて別の演算を意味する論理回路を構成することができる (表 4.8).

各論理回路について考えると明らかであるが，NAND，NOR，NOT 回路はトランジスタを用いて単純に構成されるので，これを基本とする回路が最も構成しやすい．

論理回路を電子回路として構成する場合，すでに構成された回路を内蔵する IC を利用するほうが簡便である．

一般にこれらの 2 入力 1 出力方式の論理回路は 74 シリーズと呼ばれる 14 ピンの IC(14 本の端子の集積回路) で提供される (図 4.3). 14 本のうち，電源用の入力 2 本 ($+E_{CC}$, GND) を除いた 12 本のピンは，各 3 本ずつ，4 回路に利用されている．したがって表 4.8 から NAND 回路を 4 つ組み込んだ IC が 1 つあれば，EXOR 回路を構成することができる．あるいは 2 入力の NAND 回路もしくは NOR 回路の入力に同一の入力を与えることで，NOT 回路として利用することができるので，AND 回路，OR 回路なども容易に利用することができる．

なお，実際には各論理回路を提供する 74 シリーズの IC が存在するので，そちらを利用するのが簡便である．しかし，それらの IC も内部回路は NAND，NOR，NOT 回路の組み合わせから構成されていることが多い．

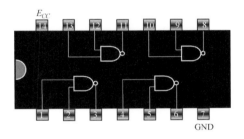

図 **4.3** 7400 の例 (top view)

表 4.8 論理回路の等価回路

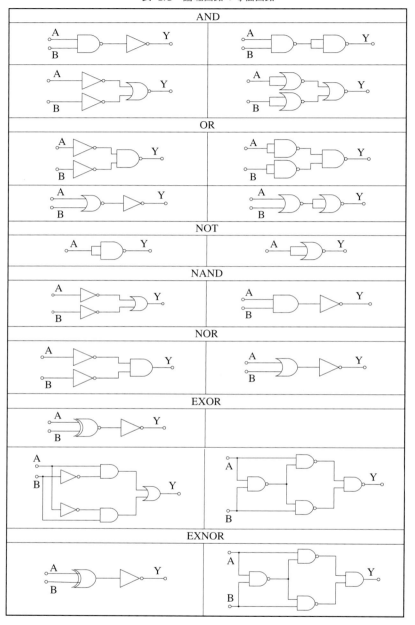

4.3 ブール代数

4.3.1 基本定理

論理演算ではブール代数として体系化された以下の法則が成立している．ただし，ここで+は論理和 (OR)，●は論理積 (AND)，￣ (バー) は否定 (NOT) をそれぞれ表しており，また，全集合を1，空集合を0とする．

電子回路は反転増幅回路の接続として構成するのでNAND，NOR，NOTが基本であるが，ブール代数は概念が優先するので否定要素を含むNAND，NORよりAND，ORを基本とすることに注意する．

交換の法則
$A + B = B + A$
$A \cdot B = B \cdot A$

結合の法則
$A + (B + C) = (A + B) + C$
$A \cdot (B \cdot C) = (A \cdot B) \cdot C$

分配の法則
$A \cdot (B + C) = A \cdot B + A \cdot C$

同一の法則
$A + A = A$
$A \cdot A = A$

恒等の法則
$A + 1 = 1 \quad A + 0 = A$
$A \cdot 1 = A \quad A \cdot 0 = 0$

補元の法則
$A + \overline{A} = 1$
$A \cdot \overline{A} = 0$

ド・モルガンの法則
$\overline{A + B} = \overline{A} \cdot \overline{B}$
$\overline{A \cdot B} = \overline{A} + \overline{B}$

復元の法則
$\overline{\overline{A}} = A$

吸収の法則
$A + A \cdot B = A$
$A \cdot (A + B) = A$

4.3.2 基本公式の応用例

複雑な論理演算は基本定理を用いて簡略化することができる．以下にその例を示す．

$C = \overline{(A+B)} + \overline{\{A \cdot \overline{(A+B)}\}}$
　$= \overline{\overline{(A+B)}} \cdot \overline{\{A \cdot \overline{(A+B)}\}}$　　………　ド・モルガンの法則
　$= (A+B) \cdot \{\overline{A} + \overline{\overline{(A+B)}}\}$　　………　ド・モルガンの法則
　$= (A+B) \cdot \{\overline{A} + (A+B)\}$　　………　復元の法則
　$= (A+B) \cdot \{(\overline{A} + A) + B\}$　　………　結合の法則
　$= (A+B) \cdot \{1 + B\}$　　………　補元の法則
　$= (A+B) \cdot 1$　　………　恒等の法則
　$= (A+B)$　　………　恒等の法則

4.4 演算回路の構成

4.4.1 論理回路による演算

複数の論理回路を組み合わせるとさまざまな2進数の演算回路を構成することができる．

2進数の演算は加算が基本である．加算を応用することで四則演算が可能になる．たとえば，減算は負の数を加算すると考えればよい．2進数の負数は補数[1]を用いて表現する．通常は2の補数として扱う．すなわち各桁のbitを反転して1加えた数を加算すると2進数では減算と同様の結果が得られる．また，乗算は加算の繰り返しであり除算は減算を繰り返し，その回数を解として得る[2]．

4.4.2 半加算器

2進数での演算の場合，各桁の取りうる数は1か0である．したがって，P, Qの値がそれぞれ真理値表のように与えられた場合，PとQの加算による解はCとSのようになる．ただし，Sは解(solution)であり，Cは繰り上がり(carry)を表しSの上位の桁である(図4.4)．

下位からの繰り上がりを考慮せず，2つの入力PとQについてのみ演算を行う加算器なので結果として2つの出力SとCのいずれか一方のみHとなる．このため半加算器(half adder)という．論理回路による回路の構成例を示す．これは省略して図4.5のように表記する場合もある．HAはhalf adderの頭文字である(表4.9)．

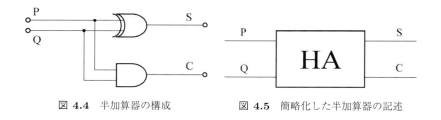

図 4.4　半加算器の構成　　　図 4.5　簡略化した半加算器の記述

表 4.9　半加算器の真理値表

回路動作				真理値表 (正論理)			
P	Q	C	S	P	Q	C	S
L	L	L	L	0	0	0	0
L	H	L	H	0	1	0	1
H	L	L	H	1	0	0	1
H	H	H	L	1	1	1	0

---

[1] 1の補数 (one's complement) とこれに1を加えた2の補数 (two's complement) がある．
[2] 厳密には余りが出ることを考慮しなければならない．

4.4.3 全加算器

半加算器では下位の桁からの繰り上がり分を考慮した加算が行われない．そこで，半加算器を基本として繰り上がりを演算できるようにした加算器を全加算器 (full adder) という．出力は半加算器と同様に 2 進数 2 桁 (2bit) である．下位からの繰り上がり分 C_n，および入力 P，Q のすべてが 1 であった場合の演算結果は $11_{(2)}$ であり，2 進数 2 桁で十分表現できる．図 4.6 に示したのは半加算器および OR 回路を使用した構成例であるが，これ以外にも構成が可能である．通常は簡略化して図 4.7 のように表す．

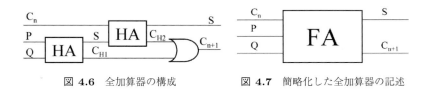

図 4.6　全加算器の構成　　　図 4.7　簡略化した全加算器の記述

4.4.4　加算器の構成

半加算器 1 つと複数の全加算器を組み合わせて，桁数の多い加算器を構成する．半加算器および全加算器の出力 S がそれぞれの桁の演算結果を示している．図 4.8 はその一例である．2 進数で表した 2 数 P，Q の和が演算結果として得られる．演算結果は繰り上がり桁の分を考慮して P または Q，いずれか大きい方の桁数より 1 桁多く記憶する．加算結果を記憶する回路を置数器といい，フリップフロップ回路を使用する．フリップフロップ回路については後述する．

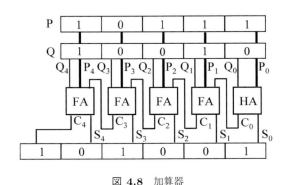

図 4.8　加算器

4.5　フリップフロップ回路

フリップフロップ回路とは出力が 1 および 0 の 2 通りの安定状態をもち，外部からの入力条件によってどちらの出力状態になるかを決定する回路の総称である．次の新たな入力条件が与えられるまでその出力状態を保持 (記憶) するので記憶回路として利用される．

4.5.1 R–S フリップフロップ

フリップフロップの出力のうち，一方の安定状態に設定することをセット，もう一方の安定状態に戻すことをリセットという．セットとリセットは等価であるが，2つの出力 Q および $\overline{Q}$ のうち Q にトリガー信号を与えるものをセット，$\overline{Q}$ に与えるものをリセットという (表 4.10)．

基本的なフリップフロップ (reset-set flip flop) であり，置数器として使用される．

クロックパルス (C_P) と同期して動作するものを同期式，同期しないものを非同期式という (図 4.9)．

表 4.10 R–Sフリップフロップの真理値表

入力		出力		備考
S	R	Q	$\overline{Q}$	
0	0	Q	$\overline{Q}$	前の状態を保持
0	1	0	1	前の状態によらず $\overline{Q}=1$
1	0	1	0	前の状態によらず $Q=1$
1	1	—	—	禁止 (不定)

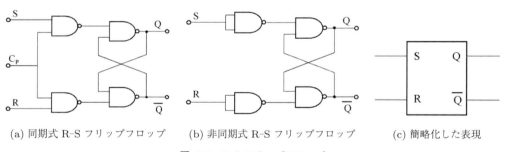

(a) 同期式 R–S フリップフロップ　　(b) 非同期式 R–S フリップフロップ　　(c) 簡略化した表現

図 4.9 R–S フリップフロップ

4.5.2 T フリップフロップ

入力が T の 1 入力に対して，2つの出力 Q および $\overline{Q}$ をもつ (図 4.10)．T にトリガー信号が入力するたびに出力の状態が反転するので toggle flip flop とよぶ．入力パルス 2 サイクルに対して出力パルス 1 サイクルが出力される．つまり，出力されるパルスの周波数が入力の 1/2 になっている．

この入力のパルスを "1" と考えると，"1" が 2 回すなわち "2" の倍数を数えることができる (図 4.11)．これを利用してカウンタを構成することができる．2 進カウンタとして利用する場合，複数の T フリップフロップを接続する．これについては後述する．

また，R–S フリップフロップ同様に記憶回路としても利用可能である．

4.5 フリップフロップ回路

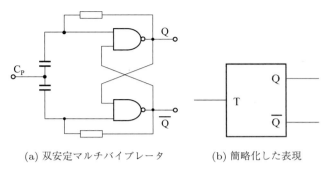

(a) 双安定マルチバイブレータ　　　(b) 簡略化した表現

図 4.10　T フリップフロップ (双安定マルチバイブレータ)

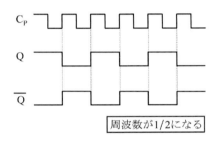

図 4.11　T フリップフロップのタイミングチャート

4.5.3　D フリップフロップ

フリップフロップと似た記憶回路であるラッチ回路を備えた D フリップフロップ (delay flip flop) がある．ラッチ回路は D ラッチとも呼ばれる (図 4.12〜図 4.15)．ラッチ (latch) とは「捉える，掴む」の意味で，瞬間の動作を保持する回路である．真理値表のように，クロックパルス C_P が 1 のとき，出力 Q および $\overline{Q}$ は入力 D によって変化する．しかし，C_P が 0 になると入力 D によらず前の状態を保持し続ける．

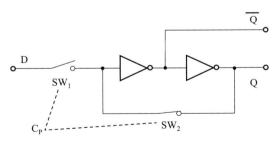

動　作	SW_1	SW_2
アンラッチ	ON	OFF
ラ　ッ　チ	OFF	ON

図 4.12　D ラッチの原理回路　　　図 4.13　D ラッチの基本動作

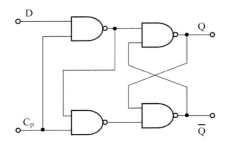

図 4.14　D ラッチの論理回路

表 4.11　D ラッチの真理値表

入力		出力		備　考
D	C_P	Q	$\overline{Q}$	
0	1	0	1	前の状態によらず $\overline{Q}=1$
1	1	1	0	前の状態によらず $Q=1$
*	0	Q	$\overline{Q}$	前の状態を保持

＊：任意

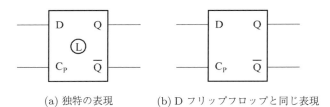

(a) 独特の表現　　　(b) D フリップフロップと同じ表現

図 4.15　簡略化した表現の D ラッチ

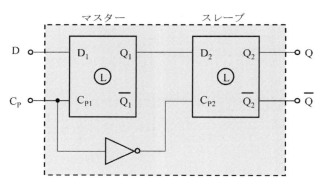

図 4.16　D ラッチ 2 個で構成したマスタースレーブ D フリップフロップ

Dラッチは NAND 回路や NOR 回路等を用いて構成することができる．図 4.12 の D ラッチは概念を示したもので，SW_1，SW_2 は C_P によって制御される電子スイッチである．NAND 回路を用いた場合，具体的には図 4.14 のような構成が考えられる．

この D ラッチを 2 つ用いてマスタースレーブ[3] D フリップフロップが図 4.16 のように構成される．C_P がポジティブエッジの瞬間の入力 D_1 がマスター側 D ラッチの出力 Q_1 として保持される．次に C_P がネガティブエッジになったとき，スレーブ側の D ラッチに入力される C_P はポジティブエッジとなるので，マスター側の出力 Q_1 を入力 D_2 としてラッチし出力 Q_2 として出力する．

この一連の動作によって，D フリップフロップは入力 D をそのまま出力 Q に出力するが，C_P の 1 サイクル分遅れて (delay) 出力されるのが特長である．

4.5.4　J–K フリップフロップ

クロックパルス C_P 入力の他に J と K の入力をもち，J，K の入力信号と C_P 入力のポジティブエッジ，またはネガティブエッジによって出力 Q および $\overline{Q}$ の状態を決定する．また，R と S をもつ場合もあり，R–S フリップフロップと T フリップフロップの機能を併せもつ (図 4.17〜図 4.19)．

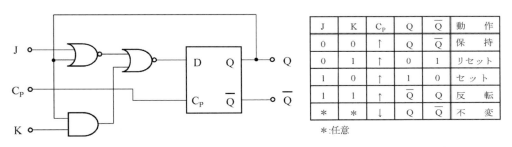

J	K	C_P	Q	$\overline{Q}$	動作
0	0	↑	Q	$\overline{Q}$	保持
0	1	↑	0	1	リセット
1	0	↑	1	0	セット
1	1	↑	$\overline{Q}$	Q	反転
✻	✻	↓	Q	$\overline{Q}$	不変

✻:任意

図 **4.17**　マスタースレーブ D フリップフロップを用いた J–K フリップフロップ

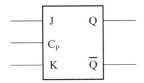

図 **4.18**　簡略化した表現の J–K フリップフロップ

---

[3] マスタースレーブとは主人と従者の意味で，マスターの動作をスレーブ側が追従するものを総称する．

入　力					出　力			動　作
C_P	J	K	S	R	Q_n	Q_{n+1}	$\overline{Q}_{n+1}$	
↑	1	*	0	0	0	1	0	反　転
↑	*	0	0	0	1	1	0	保　持
↑	0	*	0	0	0	0	1	保　持
↑	*	1	0	0	1	0	1	反　転
↓	*	*	0	0	*	Q_n	$\overline{Q}_n$	不　変
*	*	*	1	0	*	1	0	セット
*	*	*	0	1	*	0	1	リセット
*	*	*	1	1	*	1	1	—

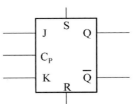

* ：任意
Q_n ：変化する前のQの状態
Q_{n+1} ：変化した後のQの状態

図 4.19　R-S 入力をもつ J-K フリップフロップ (一例)

基本的に C_P がポジティブエッジのとき出力 Q および $\overline{Q}$ が変化する．R および S の入力信号により，J，K および C_P の入力に関係なく出力 Q および $\overline{Q}$ は変化する．この機能は IC メーカーごとに若干異なっており，S=R=1 の場合の入力条件も設定されているものもある．

4.5.5　2 進カウンタ

T フリップフロップをカスケード (cascade，縦続) 接続することによって，2 進カウンタ (binary counter) を構成できる．図 4.20 はネガティブエッジ動作である場合の構成例である．ビット数に応じて T フリップフロップを増やすことで，カウンターの桁数を増加することができる．ポジティブエッジ動作のときは Q の代わりに $\overline{Q}$ と T を接続する．

なお，このカウンタのように入力ごとにカウント数を増加させていくものをアップカウンタ (加算カウンタ) という．

n 番目の出力端子の出力 $_n$ に 1 が出力されている場合，カウンタとして 2^{n-1} を表している．たとえば図 4.21 において入力パルスが 6 回入った場合，出力 $_3$ と出力 $_2$ に 1 が出力されており，$2^2 + 2^1 = 6$ を表している．

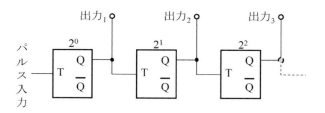

図 4.20　非同期式 2 進カウンタ回路

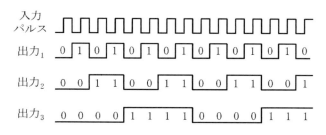

図 4.21　非同期式 2 進カウンタのタイミングチャート

4.5.6　10 進カウンタ

$10 = 8 + 2 = 2^3 + 2^1$ であることを利用し，10 数えるごとに 2 進カウンタの各桁をリセットすることで 10 進カウンタ (BCD counter = Binary Coded Decimal counter) として構成する (図 4.22)．J–K フリップフロップの入力 J と K に同じ信号を入力すると T フリップフロップと同様の動作をする．これを利用して J–K フリップフロップによって 2 進カウンタを構成する．出力$_2$ と出力$_4$ の出力 Q と，出力$_1$ と出力$_3$ の反転出力 $\overline{Q}$ を 4 入力 AND 回路に入力し，その出力を各 J–K フリップフロップの R に入力する．これによってカウント数が 10 になるごとにカウンタがリセットされる．この様子を図 4.23 に示す．この図では計数がネガティブエッジで進行する．パルスが入力して出力$_2$ が 1 になった瞬間，リセット信号が入力されて，すべての出力が 0 に戻る．

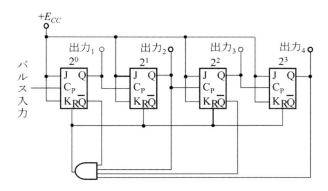

図 4.22　非同期式 10 進カウンタ回路

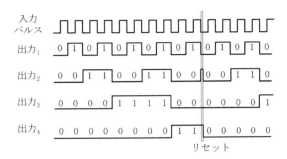

図 4.23 非同期式 10 進カウンタ回路のタイミングチャート

4.6 マルチバイブレータ

方形波パルスの発生回路をマルチバイブレータ (multiple vibrator) という[4]．マルチバイブレータはその回路の働きから無安定マルチバイブレータと単安定マルチバイブレータと双安定マルチバイブレータに大別される．増幅回路を直流的に結合した回路は双安定マルチバイブレータと呼ばれていたが，現在ではフリップフロップとして，マルチバイブレータと区別されることが多い．

4.6.1 無安定マルチバイブレータ

無安定マルチバイブレータは回路の電源を ON にするとトリガパルスが加えられなくても 2 つの増幅器 (NOT 回路) が交互に飽和と遮断状態を繰り返す．コンデンサと NOT 回路の入力抵抗で決定される時定数によって発振周波数が変化する (図 4.24, 4.25)．

ところで無安定マルチバイブレータは図 4.24 からわかるように交流結合 2 段増幅の出力を前段の入力にフィードバックする発振回路である．すなわちトランジスタの出力が互いのベース入力に結合されているので正帰還がかかり，$T = 0.69 \times (C_1 R_1 \times C_2 R_2)$ で定まる時定数に従って弛張運動による振動が起こる．得られる波形は矩形波または方形波とよばれる．

マルチバイブレータという場合，これを指すことが多い．

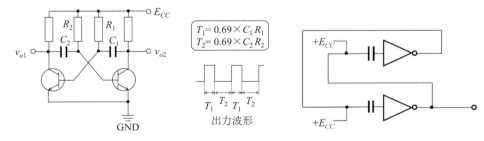

図 4.24 トランジスタで構成した無安定マルチバイブレータ　　図 4.25 無安定マルチバイブレータ

---

[4] 方形波は無数の周波数を含んでいることから，この発振回路をこのようによぶようになった．

4.6.2 単安定マルチバイブレータ

次に図 4.26 に示すように一方のベースの結合コンデンサを除き，他方のベースにコンデンサを介してパルスを入力できるようにしたのが単安定マルチバイブレータである．パルスの幅は $T = 0.69 C_1 R_1$ で定まる．

このバイブレータはワンショットマルチバイブレータとも呼ばれる．他からのパルス入力 1 回によって，入力と異なる時間幅のパルス 1 回を出力する．この入力パルスのことを，出力パルスを生成する「引き金」役を果たすことから，トリガパルスと呼ぶ．出力パルスを生成するのに必要な最小限のトリガパルス電圧をトリガレベルと呼んでいる．出力パルスの時間幅はコンデンサと NAND 回路の入力抵抗で決定する時定数に依存する (図 4.27)．

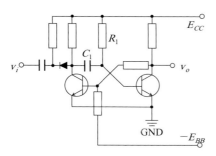

図 4.26 トランジスタで構成した単安定マルチバイブレータ

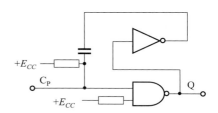

図 4.27 単安定マルチバイブレータ

4.7 シュミット・トリガ回路

シュミット・トリガ回路 (Schmidt trigger) とは，入力電圧の変化に対する出力電圧の変化特性が非可逆的な (ヒステリシスをもつ) 回路のことをいう (図 4.28，4.29)．主な用途は交流波形をパルス波形に整形することである．この整形は，たとえば図 4.30 および図 4.31 のようにバッファ回路を使っても可能であるが，入力電圧に雑音電圧が加わった場合，特に閾値 (threshold) 電圧付近では予期せぬパルスが出力されてしまう可能性がある．

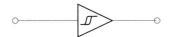
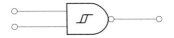

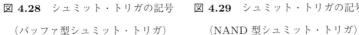

図 4.28 シュミット・トリガの記号 (バッファ型シュミット・トリガ)　　図 4.29 シュミット・トリガの記号 (NAND 型シュミット・トリガ)

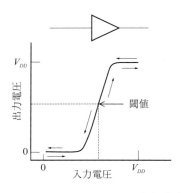
図 4.30 C–MOS バッファの入・出力電圧特性

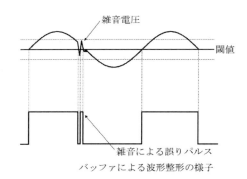
図 4.31 バッファによる波形整形の様子

　これに対して，バッファ型のシュミット・トリガ回路を用いた場合には雑音電圧がヒステリシス電圧の振幅の範囲内である限り，出力は雑音電圧の影響を全く受けない (図 4.32, 4.33)．この特性は大変有用である．特に信号源がセンサなどの入力電圧が緩やかに変化する場合，複数の変化があったように誤認識したり，一時的に発振したりするのを防ぐことができる．

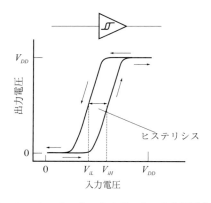
図 4.32 シュミット・トリガの入・出力電圧特性

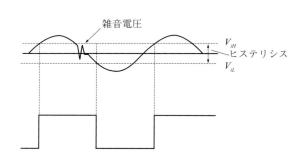
図 4.33 シュミット・トリガによる波形整形の様子

実習10　組み合わせデジタル回路の性質

【目　的】
デジタル回路の基本の1つである組み合わせ論理回路の機能を，加算器の製作と実習を通して習得する．

【方　法】
① 表E10.1，表E10.2の真理値表を理論的に算出してから実習を行うこと
② 半加算器の製作と動作確認
a) 図E10.1に示した半加算器（網掛けの部分）の論理回路を完成せよ．さらに入力端子AおよびBにスイッチW_aおよびW_bを接続せよ．
b) 入力端子AおよびBに接続したスイッチW_a，W_bをONまたはOFFにして出力S_Hをテスタで調べ，表E10.2の真理値表のS_Hの欄に書き込め．ただし，本実習で使用する74シリーズは正論理回路なので，真理値表もこれに伴い正論理とせよ．
c) 出力S_HがHとなるのは，入力AとBがどのような組み合わせのときか．また，この出力S_Hは2進数の1桁の和を表していることを確認せよ．
d) 出力C_HがHとなるのは，入力AとBがどのような組み合わせのときかを調べ，表E10.2の真理値表を完成せよ．また，この出力C_Hは2進数の1桁の加算の桁上げ部を表していることを確かめよ．

表 E10.1　論理ゲートの真理値表

入力の組み合わせ	出　力		
	AND	OR	EXOR
LL			
LH			
HL			
HH			

表 E10.2　加算器の真理値表

	半加算器の入力		半加算器の出力			全加算器の出力	
X	A	B	C_H	S_H	Y	C_F	S_F
L	L	L					
L	L	H					
L	H	L					
L	H	H					
H	L	L					
H	L	H					
H	H	L					
H	H	H					

③ 全加算器の製作と動作確認

a) 図 E10.1 の残りの回路を組み，全加算器を完成せよ．

b) 全加算器の入力スイッチ W_a, W_b, W_c を ON または OFF にして，出力 S_F, C_F および中間結果 D, E を調べ，表 E10.2 の真理値表を完成せよ．この真理値表をもとに，AND, OR, EXOR の各ゲートにおける入力と出力の関係を調べよ．

c) 全加算器の出力 S_F および C_F が H となるのは，入力がどのような組み合わせのときか．またこの回路が全加算器の動作を表していることを確認せよ．

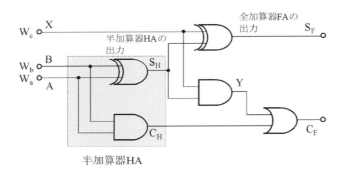

図 **E10.1** 加算器の構成図

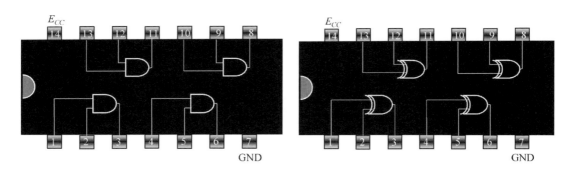

図 **E10.2** 7408 のピン配置 (top view)
2 Input AND

図 **E10.3** 7486 のピン配置 (top view)
2 Input EXOR

※ OR(7432) は図 E12.5 を参照

実習11	マルチバイブレータの基礎

【目 的】

無安定マルチバイブレータの構成法とデジタル回路の基本である2進カウンタの原理を習得する．

【方 法】

① 図 E11.1 に従って無安定マルチバイブレータを構成し，LED の発光の様子を観察せよ．

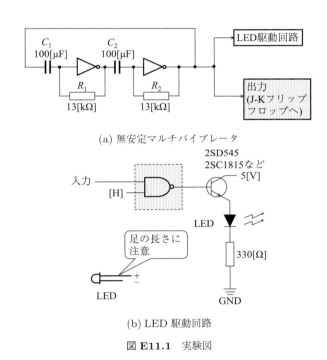

(a) 無安定マルチバイブレータ

(b) LED 駆動回路

図 **E11.1** 実験図

② 図 E11.1 の抵抗値を 1[kΩ] に変更し，波形の変化を観察せよ．
一般に，無安定マルチバイブレータの発振周期 T [秒] は以下の式で求められる．

$$T = 0.69 \times (C_1 R_1 + C_2 R_2) \tag{E11.1}$$

①，②で観察した波形の周波数を求め，式 (E11.1) による計算結果と比較せよ．
値が異なる場合，その原因について考えられることをすべて述べよ．

③ J-K フリップフロップ (74114)(表 E11.1) を用いた 2 進カウンタ (図 E11.2) を構成せよ．この場合 J，K，CLR 端子は [H] にして（何も接続せず open にする），C_P 入力端子には①の信号を用いる．

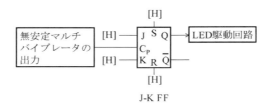

図 **E11.2**　2進カウンタ

④　無安定マルチバイブレータの出力と J-K フリップフロップの出力 Q をオシロスコープで観察し，タイミングチャートを作成して，無安定マルチバイブレータの出力 2 回に対してカウンタの出力が 1 回になっていることを確認せよ．これに基づいて 8 進カウンタの原理を考察せよ．

⑤　マルチバイブレータには無安定マルチバイブレータ，単安定マルチバイブレータ，双安定マルチバイブレータがある．それぞれ，どのような目的に利用されているか例を挙げよ．
　また，それぞれの典型的な回路を挙げ，動作を説明せよ．

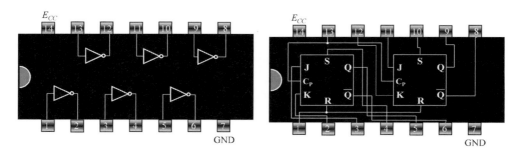

図 **E11.3**　7404 のピン配置 (top view)　　　　図 **E11.4**　74114 のピン配置 (top view)
　　　　Inverter(NOT)　　　　　　　　　　　　　　　JK-FF with S and R

表 **E11.1**　74 シリーズで採用されている J-K フリップフロップの真理値表

入　力					出　力			動　作
C_p	J	K	S	R	Q_n	Q_{n+1}	$\overline{Q_{n+1}}$	
↑	H	H	H	H	*	*	*	反　転
↑	H	L	H	H	*	H	L	――
↑	L	H	H	H	*	L	H	――
↑	L	L	H	H	*	Q_n	$\overline{Q_n}$	不　変
*	*	*	L	H	*	H	L	セット
*	*	*	H	L	*	L	H	リセット
*	*	*	L	L	*	H	H	特　例

*：任意　　　　　　　　74 シリーズは負論理である

| 実習 12 | シュミット・トリガ回路の基礎 |

【目 的】

シュミット・トリガ回路は交流波形をパルス波形に，また変形したパルス波形を整形するための回路である．ここでは信号の整形技術の基礎について学ぶ．

【方 法】

① シュミット・トリガ回路に正弦波を入力し，入力と出力信号の波形をオシロスコープで観察せよ．出力信号が弛張振動していることを確認し，その周期からシュミット・トリガの回路のヒステリシス特性を同定せよ．

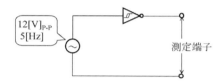

図 E12.1 シュミット・トリガ回路の測定

② 図 E12.2 および図 E12.3 の回路を構成し，豆電球の明度変化に注意しながら観察し，2つの回路の違いを①の結果に基づいて説明せよ．

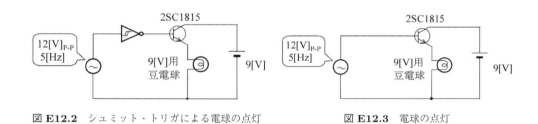

図 E12.2 シュミット・トリガによる電球の点灯　　　　図 E12.3 電球の点灯

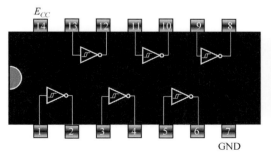 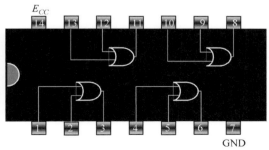

図 E12.4　7414 のピン配置 (top view)　　　　図 E12.5　7432 のピン配置 (top view)
　　　　　Schmidt trigger inverter　　　　　　　　　　　　2 Input OR

シュミット・トリガ回路は74シリーズの1つとして市販されているが，一般のゲート回路あるいはトランジスタ回路を用いて構成することもできる．市販されているものはヒステリシスを調節するのが困難であるが，構成した回路では接続する抵抗の値などを設定することによりでヒステリシスを調節することができる．

　シュミット・トリガ回路の応用例の1つとして自動点滅器の明るさ検出回路が挙げられる．これはCdSセルに当たる光量で抵抗値が変化することを利用している．日の出，日没に伴う明るさの変化はかなりゆっくりしているので，ヒステリシス特性を利用して変わり目付近で出力がバタついてしまう(振動する)のを防ぐ．

付録1　オシロスコープ用語集

ADD	CH1, CH2 の入力信号を, 加算で合成した波形を表示する.
ALT（ALTERNATE）	CH1, CH2 を交互に掃引（SWEEP）し, 波形を表示する. この場合, ALT トリガを用いると安定した同期がかけられ, 安定した波形を表示できる.
ASTIG	輝線, 輝点の収差を調整する. FOCUS（焦点調整）ツマミとともに, 輝線が丸くなるように調整する.
ATT	ATTENUATOR の略. 垂直軸の入力減衰器. 観測しやすい大きさの波形に調節する.
AUTO FREE RUN	オートフリーラン. 入力信号がない場合も輝線を表示し, 入力待機状態にする機能.
BEAM FINDER	垂直, 水平のポジションがずれていると, ビーム位置が確認できない場合がある. このツマミを押すと, ビームがどの位置にあるか判明する. ブラウン管のフィールドが広くなるように働く機能.
BLANKING	ブランキング. 輝線を消すこと.
BW LIMIT	オシロスコープの周波数帯域を制限し, 高周波ノイズなどを少なくする.
CAL	CALIBRATION の略. 校正用方形波で 10:1 プローブをトリマで調整する.
CH1 出力	CH1 に接続された信号が, この端子に増幅されて出力される. 周波数カウンタなどを接続するときに用いる.
CH2 出力　INV	CH2 の入力波形を反転させる. 180 度極性反転.
CHOP	1CH, 2CH の波形を細かくスイッチし, 掃引する. 像が暗くなるが, 掃引時間が遅いときに用いる.
COUPLING	入力結合切換. カップリングを AC に切り換えると, 信号はコンデンサで直流分をカットして接続される. コンデンサと減衰器の入力抵抗でハイパスフィルタを形成するので, 低周波の信号は DC に切り換えて用いる.
CRT	cathode ray tube（陰極線管）, ブラウン管のことで, CRT と略す.
DELAY TIME MULTIPLIER	遅延時間調整（DTM と略す）. ブラウン管上の波形のどの部分から遅延掃引するか決めるツマミ. 0 はブラウン管の左端の目盛, 10 は右端の目盛の位置に対応している.
DIV（DIVISION）	オシロスコープの画面上に目盛られた目盛で, 1DIV = 1cm のものが多い.
DUAL	この位置に切り換わると, CH1, CH2 に加えた 2 信号が観測できる. また, ALT, CHOP のモードでも 2 信号の表示ができる.
EXT TRIG	外部からトリガ信号を入力し, 掃引（SWEEP）する端子の表示.
FOCUS	画面上の輝点の丸や, 像の焦点を調節するツマミの表示に使用される.
FIX	観測波形が変化しても安定に静止させる機能. トリガ操作が不要でトリガレベルは固定される. FIX は FIXED（固定の略）.
HF REJ	HIGH FREQUENCY REJECT の略. トリガ信号に含まれる. 高周波ノイズを減衰させ, 低周波信号成分でトリガする場合に, この位置にスイッチを切り換える.
HOLD OFF	ホールドオフ. 掃引の休止時間を調整する機能. 繰り返しが一定でもパルス幅が異なる信号を観測するときに使用する.
HORIZONTAL POSITION	水平位置調整. ブラウン管の波形を左右に移動させる調整機能（ツマミ）.
INT TRIG	入力信号をトリガ信号として使うこと.（この位置にスイッチを切り換える）
INTENSITY	ブラウン管上の輝度調整のこと. 待機状態では, ブラウン管の焼き付き防止のため, 反時計方向に回し, 画像を暗くしておく.

JITTER	ジッター．ブラウン管の波形が左右に揺れる現象．
LOW REJ	LOW FREQUENCY REJECT の略．トリガ信号に含まれる低周波ノイズを減衰させ，高周波信号成分でトリガする場合に用いる．
LIN	電源（50/60[Hz]）をトリガ信号に用いる場合に（この位置にスイッチを切り換える）．
×10MAG	10 倍に拡大掃引すること．MAG は MAGNIFIER の略．見かけ上掃引時間を速くする機能．
NORM	NORMAL の略．AUTO でトリガできない低周波でトリガをかけるとき使用．トリガ信号があるときだけ掃引する．
MODE	垂直軸動作方式切換．2 現象オシロスコープにある．
OVERSHOOT	オーバーシュート．パルス波形の立ち上がりで，上の方へ飛び出た部分をいう．
POLARITY	ポラリティー．ブラウン管の波形で，プラス極性部分，またはマイナス極性部分のどちらでトリガパルスを発生するか切り換える．CH2 INV を表す場合もある．
PROBE	プローブ．オシロスコープへ信号を入力するためのケーブル．信号電圧が 1/10 になるものが多い．入力抵抗が 1[MΩ] 程度に設定されていて，入力インピーダンスが高い．
RINGING	リンギング．パルス波形などでオーバーシュートの後に凹凸や波打つような波形．一種の発振現象である．
SAG	サグ．パルス波形の上部が右下りになったりすること．TILT（チルト）ともよばれる．
SCALE ILLUM	目盛り照明調整ツマミのことで，画面にスケール照明を入れたい場合に調整する．
SINGLE	単掃引で，トリガ信号が加わると一度だけ掃引回路が動作する．一度しか発生しない信号や，繰り返しが一定しない信号を観測するときに使用する．
STORAGE	ストレージ．残像ブラウン管方式では，入力信号が切れても一定時間，波形がブラウン管上に映し出される．
SWEEP TIME	掃引時間調整．SWEEP VARIABLE は，掃引時間の微調整をするツマミで，ブラウン管の 1 目盛が sec/div から msec/div，μsec/div に切り換わる．
SYNCHROSCOPE	シンクロスコープ．トリガ掃引方式のオシロスコープのこと．入力信号があれば波形が静止する．現在オシロスコープの主流である．岩通（株）の商標であるので，他社が自由にネーミングできない．従来の同期掃引方式のオシロスコープとシンクロスコープは一般にすべて，オシロスコープである．
TRACE ROTATION	輝線水平位置調整．画面上の輝線がスケールに対して水平になるように調整する．
TRIG COUPLING	トリガ結合切換．AC：通常この位置で使用する．直流分をカットし交流信号でトリガをかける．DC：直流レベルでトリガをかける．
TRIG LEVEL TRIG SLOPE	トリガ位置調整とトリガ極性切換．ブラウン管入力波形の，どの部分から掃引を開始するかを調整するツマミが，TRIG LEVEL と TRIG SLOPE ツマミである．
TRIG SOURCE	トリガ信号源を切り換えるツマミ．
TRIG MODE	トリガ方式の切換．AUTO と NORM があり，他に SINGLE の機能もある．
VERTICAL POSITION	垂直位置調整．ブラウン管の波形を上下に移動させる調整機能（ツマミ）．
VOLT/DIV VARIABLE	垂直感度調整および垂直感度微調整．ブラウン管の 1 目盛（DIVISION）当たりの電圧を表す．VARIABLE ツマミは，右に回し切り CAL の位置で目盛どおり電圧が読めるが，それ以外の位置では校正されない．通常は VARIABLE ツマミは CAL の位置で使用する．
X-Y 動作	外部より X 軸（水平軸）に信号を入力し，Y 軸（垂直軸）の信号とリサージュ図形を描く．

付録 2　実習で使用する電子部品

① 抵抗器

A　皮膜抵抗

頻用される皮膜抵抗は付図 2.1 に示す構造であり，厚膜型と薄膜型がある．厚膜型は金属系抵抗材を有機フィラ (Filler)[1] と混合し，塗付後に焼成して抵抗体を形成する．薄膜型は真空蒸着を行って形成する．

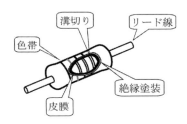

付図 2.1　皮膜抵抗の構造

B　可変抵抗

可変抵抗とは「製造後に抵抗値を変更できる抵抗器」をいう．基本的に，ある長さをもった抵抗体の一端と両端の間にある任意の点を端子として接続することで，抵抗体の長さを調整し任意の抵抗値に調節する構造である．

可変抵抗は大きく分けて 2 つに分類される．1 つは頻繁に抵抗値を変更することを前提とし，付図 2.2 に示すようなシャフトやスライダがついているものである．これはオーディオの音量調節や照明の光度調節などに使用されることから，ボリューム，もしくはスライダと呼ばれることもある．もう 1 つは基板などに取り付けて微調整に使用されるもので，付図 2.3 に示すような外観である．一旦調整が完了したら抵抗値の変更は行わないことが多いので，半固定抵抗器とよばれる．

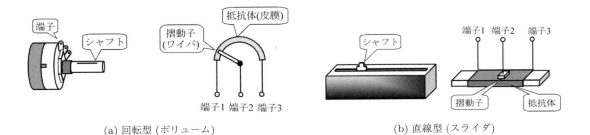

(a) 回転型 (ボリューム)　　　　(b) 直線型 (スライダ)

付図 2.2　代表的な可変抵抗の構造

---

[1] パウダー状の微細な粒で，穴埋めのために使用される．

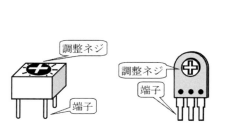
付図 2.3　代表的な半固定抵抗の構造

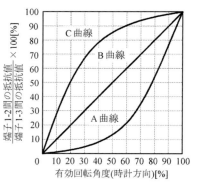
付図 2.4　可変抵抗器の特性曲線

C　可変抵抗の特性

単回転型の可変抵抗の場合，通常1番と2番の端子間の抵抗値は時計まわりの回転で増加する．このときの回転角と抵抗値の関係を表す相関曲線 (カーブ) にはさまざまな種類が存在する．付図2.4 に示すのは代表的な抵抗曲線である．この中で B カーブは回転角に対して抵抗値が直線的に変化する最も標準的なものである．

A カーブはオーディオの音量調節に適している．これは人間の耳が対数特性をもつので，B カーブを使うと回し始めで急激に音量が上がるように感じるからである．なお，回転中央での全抵抗値に対する端子間抵抗は B カーブの 50% に対し，A カーブでは 15% に過ぎない．C カーブは A カーブと対称形のカーブである[2]．

なお，半固定抵抗器の場合，調整用として使われるので特殊なものを除いて B カーブになっている．

② コンデンサ

A　固定コンデンサ

コンデンサにはさまざまな種類があり，周波数特性や定格電圧その他の特性が異なるので，使用条件を考慮して選択する．付図 2.5〜2.6 に示すのは，その中の一例である．

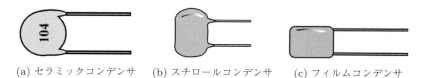

(a) セラミックコンデンサ　(b) スチロールコンデンサ　(c) フィルムコンデンサ

付図 2.5　さまざまなコンデンサの外観

---

[2] この他，A カーブより比直線性を強めた D カーブや，左右のバランス調整に使われるもので H カーブというものも存在する．

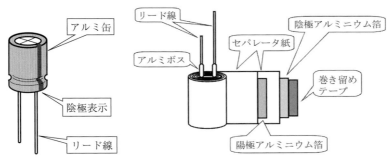

付図 2.6　アルミニウム電解コンデンサの外観と構造

B　可変コンデンサ

可変コンデンサ (variable condenser バリアブルコンデンサ＝バリコン) とは「製造後に静電容量値を変更できるコンデンサ」をいう．付図 2.7 に示すようにユーザが調整することを前提としたものを可変コンデンサとよび，付図 2.8 に示すように機器内調整に使うものを半固定コンデンサとよぶ．

付図 2.9 に示すようにコンデンサの容量が電極の対向面積に比例することを利用して値を調整するもので，構造的な限界などから大容量のものは得られず，可変抵抗ほど種類も多様化していない．

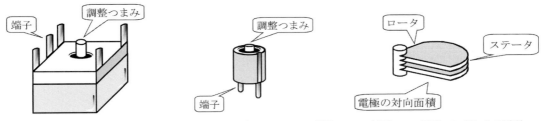

付図 2.7　可変コンデンサの外観　　付図 2.8　半固定コンデンサの外観　　付図 2.9　可変コンデンサの原理

③　一般的なトランジスタの外観

トランジスタは単体で利用されるものの場合，半導体を保護し，基板への取り付けなどが容易になるように，パッケージに入れている．その形状は目的によりさまざまである．3 本のリードの位置も品種によってさまざまであるが，付図 2.10 に示すように型名が印刷された面を手前にして左から，E(エミッタ)，C(コレクタ)，B(ベース) の順に並んでいるものが多い．

しかし，形によって異なり，パッケージをリード代わりに利用したり，放熱板として利用するものもあるので，規格表で確認することが必要である．

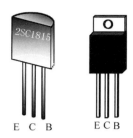

付図 2.10　トランジスタの外観と端子の関係 (一例)

付録 3　電子部品の公称値

① 固定抵抗の公称値

　皮膜抵抗器などの抵抗器は，その抵抗値をカラーコードで表すことが多い．カラーコードとは筒状の抵抗体の表面に帯状になるようにさまざまな色を用いて塗装を施したもので，付図 3.1 に示すように 4～6 本の帯の組み合わせで規格を表示する．4 本の場合有効数字 2 桁，6 本の場合有効数字 3 桁である．カラーコードで示された抵抗値は公称値といい，実際の抵抗値との誤差をトレランス (tolerance) という．トレランスは第 4 色帯もしくは第 5 色帯で示された許容誤差以内でなければならない．この関係を付表 3.1, 3.2 にまとめる．

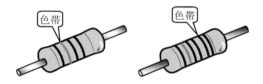

付図 3.1　抵抗の色帯

付表 3.1　抵抗の色帯の意味

	4 本	6 本
第 1 色帯	有効数字 1 桁目	有効数字 1 桁目
第 2 色帯	有効数字 2 桁目	有効数字 2 桁目
第 3 色帯	有効数字に乗じる 10 のべき数	有効数字 3 桁目
第 4 色帯	抵抗値許容誤差範囲	有効数字に乗じる 10 のべき数
第 5 色帯	—	抵抗値許容誤差範囲
第 6 色帯	—	抵抗温度係数

付表 3.2 抵抗のカラーコード

色	数字	10のべき数	抵抗値許容誤差 (%)	抵抗温度係数 [ppm/°C]
銀	—	10^{-2}	±10	—
金	—	10^{-1}	±5	—
黒	0	$10^0 = 1$	—	±250
茶	1	10	±1	±100
赤	2	10^2	±2	±50
橙	3	10^3	—	±15
黄	4	10^4	—	±25
緑	5	10^5	±0.5	±20
青	6	10^6	±0.25	±10
紫	7	10^7	±0.1	±5
灰	8	10^8	—	±1
白	9	10^9	—	—
無色	—	—	±20	—

② 抵抗器の選択における留意点（E 系列）

ほとんどの抵抗器の抵抗値は切りのよい整数値で揃えられているのではなく，たとえば 4.7[kΩ] のように半端な数字になっている．この理由は E 系列を採用しているからである．抵抗値は E3, E6, E12, E24, E96 の系列がよく使われ，E 数が大きいほどきめ細かな抵抗値が揃っている．

E 系列では 1 から 10 までを有効数字 2 桁で等比的に 24 等分した $\sqrt[24]{10} \approx 1.1$ の倍数を基調とし，整数比分割を考慮して一部を組み替え調整したものであり，付表 3.3 に示すように E3 系列は E6 系列に，E6 系列は E12 系列に，E12 系列は E24 系列に内包される．E96 系列は，純粋な 96 分割の等比数列を有効数字 3 桁で四捨五入したもので，E24 系列との重なりはほとんどない．

③ 固定コンデンサの公称値

欧州では nF(nano farad) や mF(milli farad)[3] が使用されるが，日本では JIS の規格により小容量で pF，大容量では μF を使用している．

大型のコンデンサでは容量を直接表示することもあるが，多くは 1[pF] を基数とし，2 桁の有効数字とこれに続くゼロ (0) の個数を表す 1 桁の数の合計 3 桁で表す．たとえば "223" は 22×10^3[pF] = 22000[pF] = 0.022[μF] を表し，"105" は 10×10^5[pF] = 1[μF] を表している．

④ コイルの公称値

コイルの公称インダクタンスは μH(マイクロ・ヘンリー) を単位とし，2 桁の有効数字とこれに続くゼロ (0) の個数を表す 1 桁の数の合計 3 桁で表す．10[μH] 未満の場合は R を小数点として表記する．また，0.1[nH] 未満の場合は nH(ナノ・ヘンリー) を単位として N を使って表す．インダクタンスの許容差はアルファベット 1 文字を用いて表す．これらの例を付表 3.4 にまとめて記す．

---

[3] 1[nF]=1×10^{-9}[F], 1[mF]=1×10^{-3}[F] である．

付表 3.3　E 系列

E3 系列			E6 系列			E12 系列			E24 系列		
1.0	2.2	4.7	1.0	2.2	4.7	1.0	2.2	4.7	1.0	2.2	4.7
									1.1	2.4	5.1
						1.2	2.7	5.6	1.2	2.7	5.6
									1.3	3.0	6.2
			1.5	3.3	6.8	1.5	3.3	6.8	1.5	3.3	6.8
									1.6	3.6	7.5
						1.8	3.9	8.2	1.8	3.9	8.2
									2.0	4.3	9.1

E96系列（網掛けはE24との共通部分）											
1.00	1.21	1.47	1.78	2.15	2.61	3.16	3.83	4.64	5.62	6.81	8.25
1.02	1.24	1.50	1.82	2.21	2.67	3.24	3.92	4.75	5.76	6.98	8.45
1.05	1.27	1.54	1.87	2.26	2.74	3.32	4.02	4.87	5.90	7.15	8.66
1.07	1.30	1.58	1.91	2.32	2.80	3.40	4.12	4.99	6.04	7.32	8.87
1.10	1.33	1.62	1.96	2.37	2.87	3.48	4.22	5.11	6.19	7.50	9.09
1.13	1.37	1.65	2.00	2.43	2.94	3.57	4.32	5.23	6.34	7.68	9.31
1.15	1.40	1.69	2.05	2.49	3.01	3.65	4.42	5.36	6.49	7.87	9.53
1.18	1.43	1.74	2.10	2.55	3.09	3.74	4.53	5.49	6.65	8.06	9.76

付表 3.4　インダクタンスの表示例

表示	インダクタンス	表示	インダクタンス許容誤差
1N0	$1.0[\mathrm{nH}](=0.001[\mu\mathrm{H}])$	F	$\pm 1\%$
10N	$10[\mathrm{nH}](=0.010[\mu\mathrm{H}])$	G	$\pm 2\%$
R10	$0.10[\mu\mathrm{H}]$	J	$\pm 5\%$
100	$10[\mu\mathrm{H}]$	K	$\pm 10\%$
101	$100[\mu\mathrm{H}]$	M	$\pm 20\%$
102	$1000[\mu\mathrm{H}](=1.0[\mathrm{mH}])$		

付録4　半導体の種類と型番

① ダイオードの種類

半導体素子はP型半導体とN型半導体の組み合わせによりさまざまな種類が存在する．半導体素子の型番は種類および型式によって分類されている．付表 4.1 に示すように，最初の項の数字は半導体の種類（電極の数から1を減ずる），第2項の表示は半導体を意味するSである．第3項は使用用途に応じた記号を表す．さらに，第4項は登録番号，第5項は原形製品の改良であることを示す．

付表 4.1　半導体の型番の意味

第1項		第2項		第3項	
0	フォトダイオード	S	semiconductor(半導体)	A	PNP 高周波用
1	ダイオード			B	PNP 低周波用
2	トランジスタ			C	NPN 高周波用
	サイリスタ (SCR)[4]			D	NPN 低周波用
	電界効果トランジスタ			F	p-gate SCR
				G	n-gate SCR
				J	p-channel FET
				K	n-channel FET

② ダイオードの分類

ダイオードの命名方法には EIAJ(日本電子機械工業会規格) と各メーカー独自の命名（ハウスナンバー）の2通りがある．

ダイオードも当初は JIS C 7012 によって定められた 1S××× という 1S 番号で表記されていた．この 1S に各メーカーの製品登録順の通し番号をつけていたが，製品の種類が増加したために不便が生じるようになった．そこで，1S の後にローマ字を追加して命名することになり，JIS C 7012 が廃止されて EIAJ の ED-4001 に受け継がれて現在に至っている．これをまとめたのが付表 4.2 である．

付表 4.2　ダイオードの型名と分類

型名	分類
1SS×××	小信号ダイオード，スイッチング用，検波用 可変容量ダイオード，PIN ダイオード
1SV×××	可変容量ダイオード，PIN ダイオード
1SR×××	整流ダイオード
1SZ×××	定電圧ダイオード

---

[4] サイリスタ (Thyristor) は商品名で正確には SCR(silicon controlled rectifier) である．PNPN 四層構造のスイッチング素子でゲートに電圧をかけて通電時間を変えて大きな電流を制御する半導体である．詳しくは成書を参照．

1SS に可変容量ダイオードや PIN ダイオードが混じっているのは 1983 年頃の命名法の混乱の影響である．当初命名された型名の製品は，廃止されない限りそのまま流通している．

なお，近年では少しずつであるがハウスナンバーの製品が増加している．

③ **FET の分類**

FET は MOS 型と接合型があり，それぞれ P チャネル型と N チャネル型に分類される．また，MOS 型はゲート電圧が 0[V] のときドレイン電流が流れる Depletion 型とゲート電圧が 0[V] のときドレイン電流が流れなくなる Enhancement 型があり，それらの違いによって電子記号が異なっている．これを付表 4.3 に示す．

付表 4.3 FET の分類

形式	分類	電子記号
2SJ××××	MOSFET Pチャネル・Enhancement型	
	MOSFET Pチャネル・Depletion型	
	JFET	
	JFET	
2SK××××	MOSFET Pチャネル・Enhancement型	
	MOSFET Pチャネル・Depletion型	
	JFET	
	JFET	

付録 5　主な半導体素子

① ダイオードの種類

ダイオードはP型半導体とN型半導体の組み合わせによりさまざまな種類が存在する．発光ダイオードやフォトダイオードのように特殊な機能をもつものもある．

A　発光ダイオード (LED, light emitting diode)

電子と正孔が再結合するとき光を放出する．この現象を自然放出といい，バンドギャップ[5]のエネルギーに相当する波長の光を出す．光の強度は再結合の頻度に比例する．N型P型半導体を接合してPN接合を作り，順方向電圧を加えると，接合領域では少数キャリアの注入が生じ，キャリア濃度が飛躍的に増加する．その結果，光の放出強度が大きくなる．これを利用して発光させるのが発光ダイオードであり，付図5.1のような構造である．光の波長はバンドギャップで決まるので，光の色を変えるには半導体の材料を変えなければならない．シリコンの場合，赤外線を放出し，赤外から黄緑にかけては化合物半導体 $GaAs_{1-y}P_y$ を使う（yの値で波長が変わる）．GaN(窒化ガリウム)やZnS(硫化亜鉛)の化合物半導体は紫外線を放出する．

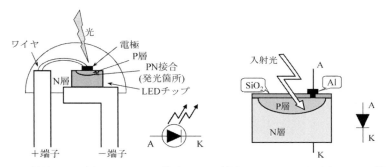

付図 5.1　発光ダイオードの構造　　付図 5.2　Siフォトダイオードの構造

B　フォトダイオード (PD, photo diode)

PN接合あるいは金属・半導体の接触部分の逆方向電流が光の照射による光起電力効果 (photovoltaic effect)[6]で増加することを利用する．付図5.2のようにP型半導体に⊖，N型半導体に⊕の電圧を加えておいて適当な波長の光を照射すると，抵抗の高いPN接合から電流を取り出すことができる．接合形にはゲルマニウム，シリコンが使われ，金属－半導体接触型にはN型ゲルマニウムに金を蒸着したものが使われる．

C　定電圧ダイオード (Zener diode)

ツェナダイオードともいう．ツェナ効果 (Zener effect) による降伏特性を用いて，定電圧性の実現や過電圧の吸収に利用するダイオードである．

---

[5] 原子を構成する電子は原子核を取り巻く，ある一定の軌道上に存在する．原子が結晶を構成するとこれらの軌道はエネルギーの幅をもった帯になる．電子が多量に存在する価電子帯と，存在を許される伝導帯の間には電子の存在が許されない禁制帯が存在する．この禁制帯の幅，すなわち電子のもつエネルギー準位の差をバンドギャップ，もしくはエネルギーギャップという．室温でシリコンのバンドギャップは1.12[eV, electron volt]，ゲルマニウムは0.66[eV]である．

[6] 光の照射によって起電力が発生する現象で，光電効果の一種である．PN接合あるいは整流性を示す金属と半導体の接触部に存在する界面電位により生じる電場に，バンドギャップ以上のエネルギーをもつ光子が入射すると，作られた電子と正孔が界面の電場により引き離されて電位差(光起電力)が生じる．

基本特性は一般的なダイオードと同じであるが，降伏電圧が正確に作られているのが特徴である．この電圧電流特性 (V-I 特性) を付図 5.3 に示す．

順方向電圧については一般のダイオードと同様の特性を示すが，逆方向電圧を加えたとき，降伏電圧に相当するツェナ電圧 (V_Z) に達すると急に電流が流れ始める．この瞬間の電流をツェナ電流 (I_Z) という．なお，この降伏現象をツェナ降伏[7]と呼ぶ．5～6[V] を閾値として低電圧領域ではツェナ降伏，高電圧領域ではアバランシェ降伏現象[8]として区別している．

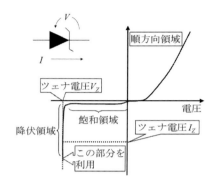

付図 **5.3**　定電圧ダイオードの電圧－電流特性

② トランジスタの種類

トランジスタの基本はバイポーラ接合型であるが，以下のような応用上重要なトランジスタがある．

A　ダーリントントランジスタ

通常，トランジスタの h_{FE}[9] は 100～1000 程度である．しかし，大電力を要する回路を小電流，たとえば PIO ボード[10] からの供給電流によってスイッチングしたい場合など，h_{FE} が大きい方が都合の良いことがある．そこで，複数のトランジスタを接続し，見かけの h_{FE} を大きくして使用することがある．これをダーリントン (Darlington) 接続という．

付図 5.4 左のように 2 つのトランジスタのコレクタを接続し，一方 (前段) のエミッタをもう一方 (後段) のベースに接続する．この接続した 2 つのトランジスタを，同図右のように 1 個のトランジスタとして扱うと，見かけのエミッタ接地電流増幅率 h_{FE}' は 2 つのトランジスタの直流電流増幅率をそれぞれ h_{FE1}，h_{FE2} として，$h_{FE}' \fallingdotseq h_{FE1} \times h_{FE2}$ で表せる[11]．見かけのコレクタ飽和電圧 $V_{CE(\text{sat})}$ も 2 つのトランジスタのコレクタ飽和電圧 $V_{CE1(\text{sat})}$，$V_{CE2(\text{sat})}$ の和になる．したがって，スイッチング回路などに使用する場合，負荷にかかる電圧は小さくなるので注意しなければならない．

なお，あらかじめ素子を結合し，見かけ上 1 個のトランジスタとしたダーリントントランジスタも市販され

---

[7] 半導体などに高電圧を加えたとき，強い電場のために価電子が伝導帯に移り，電流が急激に増加する現象をいう．電圧が 5～6[V] 以下では，ツェナ効果により電界強度が高くなるので，空乏層の厚さが十分薄い場合，空乏層内を自由電子が通り抜ける現象 (トンネル効果) が生じ，カソードからアノードに向かって電流が流れ出す．この現象をツェナ降伏という．

[8] 電圧が 5～6[V] 以上では，熱的に発生した電子と正孔が空乏層内の強電界によって加速され，原子と衝突して原子内の価電子がたたき出される．このとき，残った電子と正孔が正孔対を作り，他の価電子を次々にたたき出す．このようにしてなだれ式に電流が増加する現象をアバランシェ降伏という．

[9] バイアス電圧を固定したときのエミッタ接地電流増幅率である．

[10] デジタル入出力ボードともいう．デジタル信号をパラレル (並列) に入力・出力する機能をパーソナルコンピュータに増設するためのインタフェースボードであり，TTL レベルの入出力に使用する．

[11] 結果的に小さいベース電流で大きなコレクタ電流を操作できる高入力抵抗・低出力抵抗のトランジスタになる．

ている．

B フォトトランジスタ

付図 5.5 のように PN 接合トランジスタのベース領域に光を照射し，光起電力効果と増幅作用を利用して大きなコレクタ電流の変化を得るようにしたものをフォトトランジスタ (photo transistor) という．フォトダイオードや光電管 (photocell) より感度は良いが，暗電流 (dark current)[12] が大きい．光スイッチ素子などとして利用される．

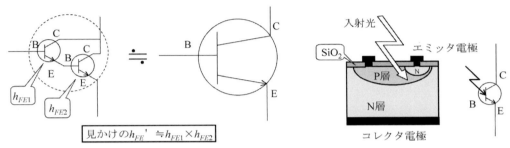

付図 5.4　ダーリントントランジスタの原理　　付図 5.5　フォトトランジスタの構造

③ トランジスタによるスイッチング回路の基本

トランジスタによる増幅回路でベース電流 I_B を 0[A] にすると，コレクタ電流 I_C は 0[A] になる．このとき回路が遮断 (遮断領域) されたことになる．コレクタ電流が飽和 (飽和領域) するまでベース電流を流したときは導通したとみなせる[13]．したがってベース電流を制御してトランジスタを電子スイッチとして利用することができる．これをスイッチング回路という．この状態をスイッチに置き換えると付図 5.6(b), (c) のようになる．コレクタ電流が飽和したときのコレクタ-エミッタ間電圧をコレクタ飽和電圧 $V_{CE(\text{sat})}$ といい，スイッチング回路では，実際の負荷にかかる電圧がコレクタ飽和電圧 $V_{CE(\text{sat})}$ の分だけ低下する．このとき，損失分は熱に変換される．

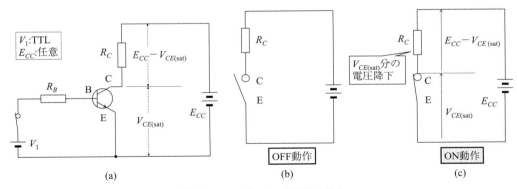

付図 5.6　スイッチング回路の基本

---

[12] 光電効果によって光電流を生じる物体もしくは装置において熱的原因，絶縁不良その他の原因により暗黒時にも流れている電流をいう．

[13] 実際には OFF 動作 (遮断領域) でも微小電流が流れており，ON 動作 (飽和領域) でもコレクタ飽和電圧分の電圧降下がある．

付録6　SI単位系

かつてはイギリスではヤード・ポンド法，日本では尺貫法など世界各国では独自の単位系が利用されていた．しかし，国際交流のために統一された単位制度が要求されるようになり，フランスで提唱された新しい単位系のメートル法で国際的に統一するメートル条約が1875年に締結され，日本も1885年にこれに加盟した．その後，科学技術の発展とともに重力単位や電気系の単位が統一され，1960年に国際度量衡総会でSI単位系として採択された．このSIは国際単位系を表すフランス語"Le Système International d'Unites"の頭文字を取っている．

日本ではこれに基づき，1992(平成4)年に計量法が全面改正されて法定計量単位をSI単位系に移行した．たとえば，気圧の単位として採用していたミリバール(mbar, milli bar)から，ヘクトパスカル(hPa, hecto Pascal)になったのはその一例である．

SI単位では長さ，質量，時間，電流，温度，物質量，光度の7つについてのSI基本単位を規定し，さらに，これを組み合わせたSI組み立て単位を構成する．ただし，組み立てに使用される基本単位が多くなると表記が複雑になるので，一部の単位には固有名称を与えている．また，SI単位系に規定のない7量については計量法で定めており，医学など特定の分野で一般的に使用されているものは，その分野に限って非SI単位を法定計量単位として定めている．これらを付表6.1～6.5にまとめる．

また，各単位に倍数を示す接頭語を組み合わせて，適切な有効数字での表現を可能にしている．たとえば増幅率の表現に用いられるdBは接頭語d(deci-)とB(Bell)を組み合わせた単位である．接頭語をまとめたのが付表6.6である．

付表 6.1　SI基本単位と定義

物象の状態の量	計量単位	定義
長さ	メートル	1秒の1/299792458の時間に光が真空中を伝わる行程の長さ
質量	キログラム	質量の単位で国際キログラム原器の質量に等しい
時間	秒	セシウム133の原子の基底状態の2つの超微細構造準位の間の遷移に対応する放射の周期の9192631770倍の継続時間
電流	アンペア	真空中に1メートルの間隔で平行に配置された無限に小さい円形断面積をもつ無限に長い2本の直線上導体のそれぞれに流れ，これらの導体の長さ1メートルにつき，2×10^{-7}ニュートンの力を及ぼし合う一定の電流である
温度	ケルビン	水の三重点の熱力学的温度の1/273.16である
物質量	モル	0.012キログラムの炭素12の中に存在する原子の数に等しい数の要素単位を含む系の物質量
光度	カンデラ	周波数540×10^{12}ヘルツの単色放射を放出し，所定の方向における放射強度が1/683ワット毎ステラジアンである光源のその方向における光度

付表 6.2　基本単位による SI 組み立て単位

物象の状態の量	単位の名称	単位記号
面積	平方メートル	m^2
体積	立方メートル	m^3
速さ	メートル毎秒	m/s
加速度	メートル毎秒毎秒	m/s^2
波数	毎メートル	m^{-1}
磁界の強さ	アンペア毎メートル	A/m
濃度	モル毎立方メートル	mol/m^3

付表 6.3　固有名称が与えられる SI 組み立て単位

物象の状態の量	単位の名称	単位記号	他の SI 単位による表し方
平面角	ラジアン	rad	—
立体角	ステラジアン	sr	—
周波数	ヘルツ	Hz	—
力	ニュートン	N	$kg \cdot m/s^2$
圧力, 応力	パスカル	Pa	N/m^2
仕事, 熱量	ジュール	J	$N \cdot m$
工率	ワット	W	J/s
電気量	クーロン	C	—
電圧, 起電力	ボルト	V	W/A
静電容量	ファラッド	F	C/V
電気抵抗	オーム	Ω	V/A
コンダクタンス	ジーメンス	S	A/V
磁束	ウェーバ	Wb	$V \cdot s$
磁束密度	テスラ	T	Wb/m^2
インダクタンス	ヘンリー	H	Wb/A
光束	ルーメン	lm	$cd \cdot sr$
照度	ルクス	lx	lm/m^2
放射能	ベクレル	Bq	—
吸収線量, カーマ	グレイ	Gy	J/kg
線量当量[14]	シーベルト	Sv	J/kg

[14) 国際放射線防護委員会 (ICRP) により定められた旧単位にレムがある．1[Sv]=100[rem]．

付表 6.4 SI 単位のない量の非 SI 単位

物象の状態の量	計量単位	単位記号
無効電力	バール	var
皮相電力	ボルトアンペア	VA
無効電力量	バール秒	var・s
	バール時	var・h
皮相電力量	ボルトアンペア秒	VA・s
	ボルトアンペア時	VA・h
電磁波の減衰量	デシベル	dB
音圧レベル	デシベル	dB
振動加速度レベル	デシベル	dB

付表 6.5 用途を限定する非 SI 単位

物象の状態の量	計量単位	単位記号	用途
長さ	海里	M または nm	海面または空中における長さ
	オングストローム	Å	電磁波,膜厚,表面の粗さ,結晶格子
質量	カラット	ct	宝石の質量
	もんめ	mon	真珠の質量
	トロイオンス	oz	金貨の質量
角度	点	pt	航海,航空
面積	アール	a	土地面積
	ヘクタール	ha	
体積	トン	T	船舶の体積
速さ	ノット	kt	航海,航空
加速度	ガル	Gal	重力加速度,地震
	ミリガル	mGal	
圧力	トル	Torr	生体内の圧力
	ミリトル	mTorr	
	マイクロトル	μTorr	
	水銀柱ミリメートル	mmHg	血圧
熱量	カロリー	cal	栄養,代謝
	キロカロリー	kcal	
	メガカロリー	Mcal	
	ギガカロリー	Gcal	
放射能	キュリー	Ci	放射能の強さ
照射線量	レントゲン	R	放射能の人体への照射量
吸収線量	ラド	rad	放射能の人体への吸収量

付表 6.6 単位に付ける接頭語

記号	接頭語	乗数	記号	接頭語	乗数
Y	ヨタ	10^{24}	d	デシ	10^{-1}
Z	ゼタ	10^{21}	c	センチ	10^{-2}
E	エクサ	10^{18}	m	ミリ	10^{-3}
P	ペタ	10^{15}	μ	マイクロ	10^{-6}
T	テラ	10^{12}	n	ナノ	10^{-9}
G	ギガ	10^{9}	p	ピコ	10^{-12}
M	メガ	10^{6}	f	フェムト	10^{-15}
k	キロ	10^{3}	a	アト	10^{-18}
h	ヘクト	10^{2}	z	ゼプト	10^{-21}
da	デカ	10	y	ヨクト	10^{-24}

国家試験のための医用工学演習問題

〈電気の基礎〉

1 抵抗が多数つながった回路に流れる電流を求めるときに用いられるのはどれか.

① オームの法則
② ファラデーの法則
③ ジュールの法則
④ フレミングの法則
⑤ キルヒホッフの法則

2 抵抗 R に電流 I を時間 t だけ流すときに発生する熱量を表すのはどれか.

① オームの法則
② キルヒホッフの法則
③ フレミングの法則
④ ジュールの法則
⑤ ファラデーの法則

3 誤っている組み合わせはどれか.

① 電力　　　　　　――W
② インピーダンス　――Ω
③ コンダクタンス　――S
④ 増幅度　　　　　――dB
⑤ インダクタンス　――F

4 単位について正しいのはどれか.

① 起電力　――ボルト [V]
② 電荷　　――ヘンリー [H]
③ 静電容量――クーロン [C]
④ 電力　　――ジュール [J]
⑤ 電気抵抗――ジーメンス [S]

5 コンデンサの静電容量の単位はどれか.

① クーロン
② ジーメンス
③ ジュール
④ ファラッド
⑤ ヘンリー

6 10^{12} に相当する接頭語はどれか.

① ギガ
② テラ
③ デカ
④ ヘクト
⑤ メガ

〈電気回路の計算〉

7 図の回路の電流計は何アンペア [A] か. ただし電池の内部抵抗を 5[Ω] とする.

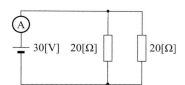

① 0.67[A]
② 0.75[A]
③ 1.25[A]
④ 2.00[A]
⑤ 3.00[A]

8 図の回路で 5[Ω] の抵抗に 0.3[A] の電流が流れている. 電池の電圧は何ボルト [V] か.

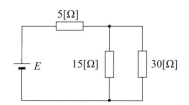

① 1.5[V]
② 3.0[V]
③ 4.5[V]

④ 6.0[V]
⑤ 7.5[V]

9 図の回路 R_1 で消費される電力は R_2 で消費される電力の何倍か．ただし抵抗 R_1, R_2, R_3 の抵抗値はすべて 100[Ω]，電源 E の電圧は 100[V] とする．

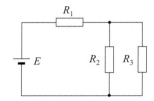

① 0.25
② 0.5
③ 1
④ 2
⑤ 4

10 抵抗 2 つを並列につないだ直流回路を図に示す．電流計が示す電流値 [A] はどれか．ただし，電池の内部抵抗を 5[Ω] とする．

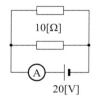

① 0.8
② 1.3
③ 2.0
④ 4.0
⑤ 8.0

11 図のブリッジ回路の平衡条件（検流計 G に電流が流れない条件）はどれか．

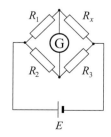

① $R_x = \dfrac{R_1 \cdot R_3}{R_2}$

② $R_x = \dfrac{R_1 \cdot R_2}{R_3}$

③ $R_x = \dfrac{R_1 + R_2}{R_3}$

④ $R_x = \dfrac{R_2}{R_1 + R_3} E$

⑤ $R_x = \dfrac{R_1 \cdot R_3}{R_2} E$

12 抵抗 4 個を接続した直流回路を図に示す．回路の a–b 間の電位差が 0V であるとき，抵抗 R の両端電圧 [V] はどれか．

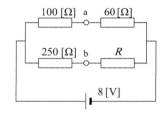

① 1.0
② 1.5
③ 2.0
④ 2.5
⑤ 3.0

13 商用交流で働くヒーターの定格電圧が 200[V] で電力が 800[W] であった．このヒーターを 100[V] の商用交流で使用したときの電力 [W] はどれか．

① 100
② 200
③ 400
④ 800
⑤ 1,600

14 電圧 100[V] で 500[W] の電熱器がある．電圧を変えずに抵抗体の長さを半分にした場合の電力はどれか．

① 125[W]
② 250[W]
③ 500[W]
④ 1,000[W]
⑤ 2,000[W]

15 図の回路でa–c間は何ボルト[V]か.

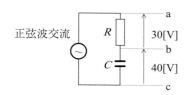

① 10[V]
② 50[V]
③ 70[V]
④ 100[V]
⑤ 140[V]

16 下記の回路にスイッチを入れて電流を通じたとき次の変動はどの式で表現されるか.抵抗をR,インダクタンスをL,電圧をEとする.

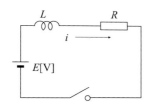

① $-L\dfrac{di}{dt} + Ri = E$
② $L\dfrac{di}{dt} + Ri = E$
③ $L\dfrac{di}{dt} - Ri = E$
④ $L\dfrac{di}{dt} - Ri = E^2$
⑤ $L\dfrac{di}{dt} + Ri = -E$

17 RLC直列回路のインピーダンス[Ω]はどれか.ただし,抵抗器の抵抗値は4[Ω],誘導性リアクタンスは7[Ω],容量性リアクタンスは4[Ω]とする.

① 2
② 5
③ 7
④ 11
⑤ 15

18 誤っているのはどれか.

① コンデンサのインピーダンスは容量が大きいほど小さい.
② コイルのインピーダンスは周波数が高いほど大きい.
③ コンデンサのインピーダンスは周波数が高いほど小さい.
④ 抵抗のインピーダンスは周波数に依存する.
⑤ コイルのインピーダンスは容量が大きいほど大きい.

〈商用交流の性質〉

19 商用交流100[V]について正しいのはどれか.

① 振幅が100[V]である.
② 実効値の$1/\sqrt{2}$倍が100[V]である.
③ 尖頭値(peak to peak)が約282[V]である.
④ 振幅の$\sqrt{2}$倍が100[V]である.
⑤ 平均値が100[V]である.

20 交流回路における,電圧および電流の最大振幅値の積に対する平均電力の割合として正しいのはどれか.

① $\dfrac{1}{2}$
② $\dfrac{1}{\sqrt{2}}$
③ 1
④ $\sqrt{2}$
⑤ 2

21 商用交流100[V]が表しているのはどれか.

① 最大値
② 実効値
③ 瞬時値
④ 測定値
⑤ 平均値

22 直流電源について正しいのはどれか.

① 直流を交流に交換して供給する.
② 負帰還回路が安定化に用いられる.
③ 整流回路にはフォトダイオードを用いる.
④ リップル率は変圧器(トランス)の巻線

比で決まる．
⑤ 両波整流は半波整流よりリップル率が高い．

〈医用機器の安全対策〉

23 マクロショックに関連する生体の特性はどれか．

① 光学的特性
② 磁気的特性
③ 電気的特性
④ 熱的特性
⑤ 力学的特性

24 商用交流によるマクロショックで最小感知電流 [mA] はどれか．

① 0.01
② 0.1
③ 1
④ 10
⑤ 100

25 人体の電流に対する反応で正しいのはどれか．2つ選べ．

① 商用電源（50ないし60[Hz]）は高周波電源（100[kHz]）に比べ電流閾値が低い．
② 直流電流は人体の電気抵抗を1[MΩ]と想定して決められている．
③ マクロショックでは1[mA]の電流で筋の持続収縮が起こる．
④ マクロショックによる心室細動の発生閾値は約10[mA]である．
⑤ ミクロショックによる心室細動の発生閾値は約100[μA]である．

26 商用交流での電撃で 誤っている 組合せはどれか．

① 正常状態でのミクロショックにおける患者漏れ電流許容値 ── 10[μA]
② 正常状態での外装漏れ電流許容値 ── 100[μA]
③ マクロショックにおける最小感知電流 ── 1[mA]
④ マクロショックにおける離脱電流 ── 10[mA]
⑤ マクロショックにおける最大許容電流 ── 100[mA]

27 商用交流でのミクロショックにおける心室細動電流で正しいのはどれか．

① 0.01[mA]
② 0.1[mA]
③ 1[mA]
④ 10[mA]
⑤ 100[mA]

28 商用交流電流（50[Hz]）を皮膚から1秒間通電したとき，人体の電撃反応における離脱電流値はどれか．

① 0.1[mA]
② 1[mA]
③ 10[mA]
④ 100[mA]
⑤ 1,000[mA]

29 人体の電撃反応（商用交流・1秒間通電）でマクロショック（心室細動）が生じる電流値 [mA] の大きさはどれか．

① 0.01
② 0.1
③ 1.0
④ 10
⑤ 100

30 人体の商用交流に対する電撃反応について 誤っている のはどれか．

① 体表での最小感知電流は成人男子で約1[mA]である．
② 手足に20[mA]の電流が流れると行動の自由が失われる．
③ 体表間に100[mA]以上の電流が流れると心室細動が誘発される．
④ 1[kHz]以上の高周波は商用交流より安全である．
⑤ 心臓に直接10[μA]の電流が流れると心室細動が誘発される．

31 EPR システムについて正しいのはどれか.

① 主として脳波，心電図などに混入する交流雑音（ハム）を除去するために用いられる．
② 患者周囲の照明器具やベッドの金属部分などが接地されることを防止する方式である．
③ 接地点をなるべく分散させて，医用機器相互の干渉をなくす方式である．
④ 接地点を1ヶ所に集中させて，医用機器相互および患者との間の電位差を減らす方式である．
⑤ 特に電気手術器（電気メス）の熱傷事故を防止するために手術室で用いられる．

32 EPR システム（等電位接地）で規定されている機器間の電位差はどれか.

① $10[\mu V]$ 以下
② $100[\mu V]$ 以下
③ $1[mV]$ 以下
④ $10[mV]$ 以下
⑤ $100[mV]$ 以下

33 電気安全対策について正しいのはどれか.

① クラス II の機器は 3P プラグをもつので，電源接続とともに接地され安全である．
② 内部電源機器は 3P プラグをもたないので，必ずアース線で接地しなければならない．
③ CF 型機器では，心臓に適用できるように患者漏れ電流を少なくする特別な手段が講じられている．
④ 2台以上の機器を同一患者に同時使用するときは，1台が確実に接地されていれば他は接地しなくても安全である．
⑤ EPR システムでは，患者周囲の医用機器や金属部分を同電位に保ち，患者漏れ電流を $10[mA]$ 以下にしてマクロショックを防ぐ．

34 電気的な生体信号を測定中，突然，患者が電極接着部位の疼痛と灼熱感を訴えた．この場合，正しい処置はどれか.

① 大事な検査だからと患者をはげまし，検査を続行する．
② ただちに担当医に連絡し，指示を待つが，それまでは何とか検査を続ける．
③ ただちに電源コードを抜いて検査を中止し，その旨を担当医に連絡し，指示を待つ．
④ 疼痛を訴えた電極のみをはずし，検査を続ける．
⑤ ただちに電源を切り検査を中止するが，30分後，再度試みる．

35 電撃について正しいのはどれか.

① 心臓に直接流れる電流が $1[mA]$ 以下であれば，ミクロショックの心配はない．
② 皮膚を介して腕などに $10[mA]$ 程度の電流が流れると，筋肉が持続的に収縮し，自由がきかなくなるおそれがある．
③ 医療施設以外では医学的処置を行わないのでマクロショックが起こる心配はない．
④ EPR システムは患者が触れるおそれのある機器や器具の帯電を除去し，マクロショックを防止する．
⑤ B 型機器は患者装着部が機器の他の部分から電気的に分離されており，心臓に適用される．

36 安全について正しいのはどれか.

① ミクロショックによる心室細動は $10[\mu A]$ で発生する．
② 心臓に直接適用する機器は CF 型を用いる．
③ クラス II 機器はアースを保護手段としている．
④ 人体は高周波ほど感電しやすい．
⑤ 漏れ電流の測定には $100[k\Omega]$ の人体等価抵抗を用いる．

37 正しいのはどれか.

① 電撃防護のための接地は機能接地と呼ばれる．
② ミクロショックを防ぐために等電位接地システムにする．

③ 人体は 1[kHz] の電流では感電しない．
④ 体表に 0.1[mA] の低周波電流が流れると心室細動が誘発される．
⑤ 心臓に直接適用する機器は BF 型機器にする．

38 医用電気機器の電気安全で正しいのはどれか．<u>2つ選べ．</u>

① 心臓に直接適用できる機器は CF 型機器である．
② クラス II 機器の追加保護手段は保護接地である．
③ 人体の商用交流に対する最小感知電流は約 10[μA] である．
④ 電流値が同じならば高周波ほど電撃反応は激しくなる．
⑤ 等電位接地システムはミクロショック対策設備である．

39 ME 機器の使用時に人体への電撃を防止する方法として <u>誤っている</u> のはどれか．

① 装置の人体への装着部をフローティングする．
② 人体へ加わる電圧を小さくする．
③ EPR システムを採用する．
④ 人体の一部を接地する．
⑤ 装置電源の絶縁を強化する．

40 医用機器の接地（アース）について <u>誤っている</u> のはどれか．

① 機器の接地端子と大地は同電位でなくてよい．
② 機器の交流障害が著しいときは接地が完全かどうか確かめる方がよい．
③ 複数の機器を使用する場合，接地は2ヵ所以上にしてよい．
④ 応急の場合は水道管（鋼製）に接地してよい．
⑤ 等電位化システムでは機器間の電位差は 10[mV] 以下である．

41 CF 型の装着部をもつ心電計でフローティングの目的はどれか．

① 商用交流雑音を低減させる．
② 電極の分極の影響を低減させる．
③ 停電時でも機器を使用できるようにする．
④ 使用中に除細動器の動作を行えるようにする．
⑤ 患者に対するミクロショックを防ぐ．

42 電撃を防ぐのに有効な手段として <u>誤っている</u> のはどれか．

① 患者漏れ電流を小さくする．
② 患者と大地の間の抵抗を小さくする．
③ アース線を一点に集中させて接地する．
④ 装置の外装を電気的に絶縁する．
⑤ 三線式電源プラグを使用する．

43 同じ電源設備につながる機器のうち一つが故障して過電流が流れても，他の機器の使用が可能な設備または方式はどれか．

① 非接地配線方式
② 配線用遮断機
③ 等電位接地
④ 保護接地
⑤ 非常電源

44 生体の電気的安全性について正しいのはどれか．

① 電気刺激装置と電極との間に，アイソレータを入れなければならない．
② 2つ以上の機器を同時に用いる場合，個々の機器を別々に接地しなければならない．
③ シールドルームは接地しなくてもよい．
④ 生体内に電流が流れたとき，最も危険な臓器は肝臓である．
⑤ 除細動装置を使用するとき，2つの電極の一方を接地して用いる．

45 <u>誤っている</u> 組合せはどれか．

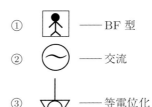

④ —— 追加保護接地

⑤ ⚡ —— 高電圧

46 下図の記号は何を意味しているか．

—|♥|—

① BF 型機器で安全を特に強調した機器．
② CF 型機器で電気メス併用可の機器．
③ BF 型機器で電気メス併用不可の機器．
④ CF 型機器で除細動器併用可の機器．
⑤ CF 型機器で除細動器併用不可の機器．

47 誤っている組合せはどれか

①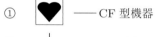
②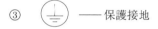
③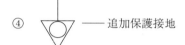
④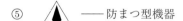
⑤ ▲ —— 防まつ型機器

48 CF 形装着部を表す医用電気機器の図記号はどれか．

① □
② ♥
③ 👤
④ 👤
⑤ ⏚

〈フィルタ回路〉

49 増幅器の時定数を小さくした場合，出力波形に与える影響のうち正しいのはどれか．

① 位相が逆転する．
② 周波数が増大する．
③ 積分波形となる．
④ 低周波成分が抑制される．
⑤ 高周波成分が抑制される．

50 図 A の CR 回路の入力に図 B の信号を加えた時の出力信号波形は次のどれか．

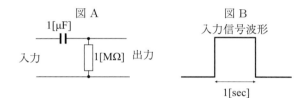

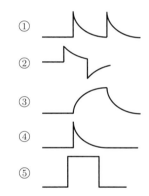

51 図の RC 回路で正しいのはどれか．ただし，R は抵抗，C はコンデンサである．

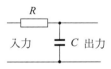

① 入力信号の微分波形を出力信号として取り出すことができる．
② 高域通過フィルタとして使用することができる．
③ 出力電圧の位相は入力信号に対して遅れる．
④ 回路の時定数は R と C の和で表される．
⑤ 回路の遮断周波数は C に比例する．

52 CR 結合回路（微分回路）に 2[V] のステップ

電圧を入力したときの出力波形を図に示す．この回路の時定数 [ms] はどれか．

① 2
② 5
③ 10
④ 15
⑤ 20

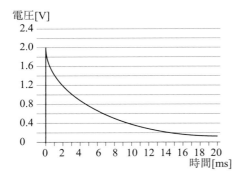

53 抵抗とコンデンサの組み合わせによるフィルタについて正しいのはどれか．

① 遮断周波数は増幅度が $1/\sqrt{2}$ となる周波数である．
② 低域遮断フィルタの遮断周波数は $1/CR$ である．
③ 低域遮断フィルタは積分回路として使用できる．
④ 高域遮断フィルタは微分回路として使用できる．
⑤ 高域遮断フィルタはドリフトを低減できる．

54 低域遮断フィルタとして働く回路はどれか．2つ選べ．

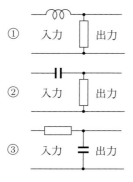

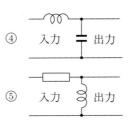

55 増幅器の時定数で誤っているのはどれか．

① 回路の抵抗値と静電容量の積に等しい．
② 低域遮断周波数が規定される．
③ 基線動揺の抑制に効果がある．
④ 商用交流雑音を低減させる．
⑤ 過渡応答に関与する．

〈周波数特性〉

56 周波数特性図の矢印の点について最も関係のないのはどれか．

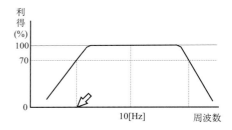

① 時定数
② -3[dB]
③ $\dfrac{1}{2\pi CR}$
④ 低域遮断周波数
⑤ 高域遮断周波数

57 増幅器の周波数特性の意味はどれが正しいか．

① 時定数のことである．
② ハイカットフィルタのことである．
③ 入力周波数と雑音の大きさの関係を表す．
④ 周波数と振幅の関係を表す．
⑤ 増幅度の最も大きい周波数をいう．

58 周波数が増加するとインピーダンスが単調に減少するのはどれか．2つ選べ．

①

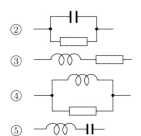

〈半導体の性質〉

59 正しいのはどれか．

① 普通ダイオード ―― 検波
② トンネルダイオード ―― 整流
③ 発光ダイオード ―― 紫外線放射
④ 可変容量ダイオード ―― インダクタンス変化
⑤ フォトダイオード ―― 電圧変化

60 入力インピーダンスが最も高いのはどれか．

① 真空管
② 接合形 FET
③ MOS 形 FET
④ NPN 形トランジスタ
⑤ PNP 形トランジスタ

61 バイポーラトランジスタで正しいのはどれか．2つ選べ．

① 電圧制御形である．
② 周囲温度の影響を受けない．
③ 入力抵抗は数 [MΩ] 以上である．
④ 電子と正孔のキャリアを利用して動作する．
⑤ エミッタ，ベース，コレクタの3端子をもつ．

62 電界効果トランジスタ（FET）について 誤っている のはどれか．

① P 型と N 型半導体から出来ている．
② 電源の極性が反対で特性は同じ素子がある．
③ 周囲温度の影響を受ける．
④ 電流制御型である．
⑤ 真空管と同様，高入力抵抗である．

〈増幅回路の性質〉

63 図の回路はどれか．

① 電源回路
② 微分回路
③ 反転増幅回路
④ フィルタ回路
⑤ ブリッジ回路

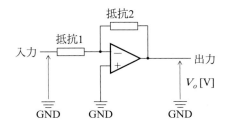

64 演算増幅器の有用性で 誤っている のはどれか．

① 増幅度が大きい．
② 交流増幅器である．
③ 入力インピーダンスが高く，入力電流が少ない．
④ ドリフトが少ない．
⑤ 強度の負帰還をかけても発振せず安定である．

65 差動増幅器について 誤っている のはどれか．

① 反対位相の雑音は信号とともに増幅される．
② ME 用の弁別比は通常 60[dB] 以上である．
③ 対称に接続される増幅素子は特性の良く合っていることが望ましい．
④ 電源電圧がわずかに変化しても増幅度に大きく影響する．
⑤ 同相入力信号は抑圧される．

66 医療機器における差動増幅器の利便性で正しいのはどれか．

① 同相ノイズの抑制
② 周波数特性の改善
③ 実効増幅度の安定化
④ 基線動揺の抑制

⑤　リップル率の上昇

67 負帰還増幅器の働きについて **誤っている** のはどれか．2つ選べ．

① 総合利得の安定化
② 周波数特性の広帯域化
③ 直線性や歪率の改善
④ 外部雑音（ハムなど）の低減
⑤ 弁別比の改善

68 積分特性を示す演算増幅器回路はどれか．

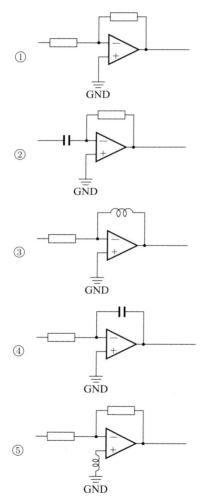

69 増幅器の性能を表示するのに関係ないのはどれか．

① 電圧増幅度
② 時定数

③ 昇圧比
④ 入力換算雑音
⑤ 高域遮断周波数

70 生体信号電圧を増幅するための最も適切な条件はどれか．

① 増幅器は差動構成のものを使用するのがよい．
② 電極は分極電圧の高いものを選ぶのがよい．
③ 増幅器の入力抵抗は小さいのがよい．
④ 前置増幅器にはFETよりトランジスタを使用するのがよい．
⑤ 電源はドリフトの大きいものを使用するのがよい．

71 生体電気計測用増幅器で正しいのはどれか．

① 直流電源のリップルは大きい方がよい．
② 出力側でのSN比は小さい方がよい．
③ 増幅帯域は信号帯域の10倍以上必要である．
④ 差動増幅器の同相弁別比（CMRR）は大きい方がよい．
⑤ 入力インピーダンスは電極インピーダンスと等しくする．

72 生体電気増幅器で **誤っている** のはどれか．

① SN比を高めるために周波数帯域を広くする．
② 信号レベルが小さいので増幅度を高くする．
③ 商用交流を除くために差動増幅器を用いる．
④ 信号源インピーダンスが高いので入力インピーダンスを高くする．
⑤ 増幅度を安定化するために負帰還増幅器を用いる．

73 増幅器の時定数で **誤っている** のはどれか．

① 微分（CR）回路で決められる．
② 低域遮断周波数が規定される．
③ 過渡応答に関与する．

④ 基線動揺の抑制に効果がある．
⑤ 脳波計では通常3秒である．

〈増幅度・利得の計算〉

74 図で電流 I_B を 20[μA] から 40[μA] に変えたとき，電流 I_C は 2.3[mA] から 4.3[mA] になった．このトランジスタの電流増幅率はどれか．

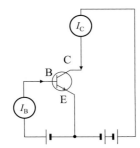

① 100 倍
② 80 倍
③ 60 倍
④ 40 倍
⑤ 20 倍

75 図の回路の増幅率 (e_o/e_i) はどれか．

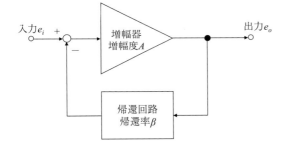

① $A - \beta$
② $1/(A + \beta)$
③ $1/(A - \beta)$
④ $A/(1 + A\beta)$
⑤ $A/(1 - A\beta)$

76 入力電力 10[mW] を増幅して出力電力 1[W] にする場合の増幅度はいくらか．

① 10[dB]
② 20[dB]
③ 30[dB]
④ 40[dB]
⑤ 50[dB]

77 電圧増幅度が 10,000 倍であるとき，何 dB（デシベル）か．

① 20
② 40
③ 60
④ 80
⑤ 100

78 入力電圧 10[mV] を増幅して出力電圧 1[V] を得た．この増幅器の利得 [dB] はどれか．

① 10
② 20
③ 40
④ 80
⑤ 100

79 帰還率 −40[dB]，オープンループ利得 100[dB] の負帰還増幅器の実効利得はどれか．

① 20[dB]
② 40[dB]
③ 60[dB]
④ 100[dB]
⑤ 140[dB]

80 60[dB] と 20[dB] の増幅器を直列に接続したときの全利得はどれか．

① 40[dB]
② 60[dB]
③ 80[dB]
④ 120[dB]
⑤ 1200[dB]

81 差動増幅器の同相利得が −20[dB]，逆相利得が 40[dB] のとき，同相除去比（CMRR）はどれか．

① −60[dB]
② −20[dB]
③ 20[dB]
④ 60[dB]

⑤ 80[dB]

〈論理回路〉

82 図の回路に相当するゲートはどれか．

① AND
② NAND
③ NOR
④ NOT
⑤ OR

83 NOR 回路はどれか．

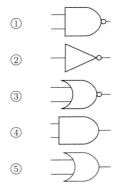

84 論理和を表すのはどれか．

① AND
② NAND
③ OR
④ NOR
⑤ NOT

85 以下の真理値表で表されるのはどれか．

A	B	X
0	0	1
0	1	0
1	0	0
1	1	0

① AND
② OR
③ NAND
④ NOR

⑤ NOT

86 ブール代数の基本法則で誤っているのはどれか．ただし，＋は論理和，・は論理積を表す．

① $A + B = B + A$
② $A + A = A$
③ $A \cdot 1 = A$
④ $A \cdot B = B \cdot A$
⑤ $A + 1 = A$

87 $A + B = X$ のとき，必ず成立するのはどれか．ただし＋は論理和を表し，A, B, X は真理値を表すものとする．

① $A = 0$ ならば $X = 0$
② $A = 1$ ならば $X = 0$
③ $B = 1$ ならば $X = 1$
④ $X = 1$ ならば $A = 1$
⑤ $X = 1$ ならば $B = 1$

88 アナログ回路はどれか．2つ選べ．

① 論理和回路
② 差動増幅回路
③ 積分回路
④ マルチバイブレータ
⑤ 計数回路

〈生体組織の性質〉

89 生体組織がもつ特異的な性質はどれか．2つ選べ．

① 異方性
② 整合性
③ 耐久性
④ 非毒性
⑤ 温度依存性

90 生体組織の電気的性質で誤っているのはどれか．

① 細胞外液は細胞膜に比べ導電率が高い．
② 血液は脂肪に比べ導電率が低い．
③ 電流の周波数が高いほど導電率が高い．
④ 骨格筋組織では導電率の異方性が高い．

⑤ 体液の導電率には温度依存性がある．

91 生体組織に 100[Hz] の電流が流れたとき，導電率（mS/cm）が最も大きいのはどれか．

① 肝臓
② 血液
③ 骨格筋
④ 脂肪
⑤ 頭蓋骨

92 導電率が最も大きいのはどれか．

① 骨
② 血液
③ 肝臓
④ 脂肪
⑤ 骨格筋

93 細胞膜の電気的物性を近似した回路はどれか．

① キャパシタとインダクタの並列接続
② 抵抗とインダクタの直列接続
③ 抵抗とインダクタの並列接続
④ 抵抗とキャパシタの直列接続
⑤ 抵抗とキャパシタの並列接続

〈医用機器・センサの性質〉

94 電気抵抗の変化を利用する光電トランスデューサはどれか．

① 光電管
② 太陽電池
③ CdS セル
④ フォトダイオード
⑤ フォトトランジスタ

95 変位を電気抵抗に変換するトランスデューサはどれか．

① CdS
② SQUID
③ 圧電素子
④ サーミスタ
⑤ ポテンショメータ

96 異種金属を 2 点で接合させたとき，それら接点間の温度差に応じて起電力が生じる現象はどれか．

① 表皮効果
② ドプラ〈Doppler〉効果
③ ピエゾ〈Piezo〉効果
④ ゼーベック〈Seebeck〉効果
⑤ ジョセフソン〈Josephson〉効果

97 電磁波エネルギーの検出に よらない のはどれか．

① CT
② サーモグラフィ
③ 超音波診断装置
④ MRI
⑤ エックス線撮影装置

98 電子回路の機能で正しい組合せはどれか．2つ選べ．

① 高域ろ波器 ―― 高周波ノイズの抑制
② 負帰還増幅器 ―― 出力電圧の安定化
③ 正帰還回路 ―― 周波数帯域の安定化
④ 変調回路 ―― デジタル計算
⑤ 差動増幅器 ―― 同相入力信号の抑圧

99 生体電気計測用増幅器で正しいのはどれか．

① 雑音の大きさは帯域幅に反比例する．
② 差動増幅器の同相除去率は小さい方がよい．
③ 入力インピーダンスは電極インピーダンスと等しくする．
④ 直流からある周波数まで増幅できるものを交流増幅器という．
⑤ 出力側と記録装置とのインピーダンスマッチングを行う．

100 生体電気現象計測において不分極電極で軽減できるのはどれか．

① 基線の動揺
② 高周波雑音
③ 電極の発熱
④ 時定数の変動
⑤ 金属イオンの溶出

医用工学演習問題解答

〈電気の基礎〉

1 解：①⑤
② 磁束の中を動く導体に生じる起電力を求める．③ 導体に電流を流したときに発生する熱量を求める．④ 磁束の中にある導体に電流を流したときに生じる力の方向を求める．

2 解：④
① オームの法則は電圧・電流・抵抗の関係を表す．② キルヒホッフの法則は閉回路における電流および電圧の代数和の関係を表す．③ フレミングの法則は電流・磁界・力の関係を表す．⑤ ファラデーの法則はコイルの巻数・磁束変化・起電力の関係を表したものである．

3 解：⑤
⑤ インダクタンスの単位は H である．F は静電容量の単位である．

4 解：①
② 電荷の単位は電気量を表すクーロン [C] を用いる．ヘンリー [H] はインダクタンスを表す．③ 静電容量の単位はファラッド [F] を用いる．④ 電力の単位はワット [W] を用いる．⑤ 電気抵抗の単位はオーム [Ω] を用いる．ジーメンス [S] はコンダクタンスを表す．

5 解：④
① クーロン [C] は電気量すなわちコンデンサに蓄えられた電荷の量を表す．② ジーメンス [S] はコンダクタンス，すなわち抵抗の逆数で電流の流れやすさを表す．単位記号は大文字で表記することに注意．③ ジュール [J] は熱量の単位．④ ファラッド [F] はコンデンサの静電容量の単位．⑤ ヘンリー [H] はコイルのインダクタンスの単位である．

6 解：②
① ギガ（G）は 10^9，② テラ（T）は 10^{12}，③ デカ（da）は 10^1（=10），④ ヘクト（h）は 10^2，⑤ メガ（M）は 10^6 を表す接頭語（辞）である．

7 解：④
2つの 20[Ω] の抵抗は並列接続なので合成抵抗は 10[Ω] である．これと電池の内部抵抗は直列に接続しているので回路全体の合成抵抗は 15[Ω] である．したがって電流値として 30[V] ÷ 15[Ω] = 2.0[A] を得る．

8 解：③
図の回路の合成抵抗は 15[Ω] である．5[Ω] の抵抗に流れる電流は，全体の合成抵抗に流れる電流と一致するので電池の電圧は 0.3[A] × 15[Ω] = 4.5[V] である．

9 解：⑤
R_2 と R_3 の抵抗値が等しいので R_1 に流れる電流の 1/2 が R_2 に流れる．電力 P[W] は電流 I[A] を用いて $P = RI^2$ で求められるので，R_2 の消費電力は R_1 の消費電力の 1/4 である．

10 解：③
抵抗 2 つを並列につないだ合成抵抗は $1/10 + 1/10 = 1/R$ より 5[Ω] である．この合成抵抗と電池の内部抵抗が直列に接続しているので，回路全体の抵抗値は 5+5 = 10[Ω] である．したがって，オームの法則より 20[V]÷10[Ω] = 2.0[A] を得る．

11 解：①
平衡状態では $R_1 : R_x = R_2 : R_3$ が成立するので，$R_1 R_3 = R_2 R_x$．これを変形して $R_x = R_1 R_3 / R_2$ である．

12 解：⑤
回路の a–b 間の電位差が 0[V] であるので，この回路は以下のように平衡条件を満たしたホイートストンブリッジである．したがって，100[Ω] の抵抗と 250[Ω] の抵抗それぞれの端子電圧は等しく，60[Ω] の抵抗と R の抵抗それぞれの端子電圧は等しくなる．したがって，抵抗 R の両端電圧 [V] は 60[Ω] の両端電圧 [V] を求めればよい．100[Ω] と 60[Ω] の抵抗が直列接

続しているので，この2つに流れる電流値は等しくなる．この電流値Iは電源の電圧が8Vであることから，$I[A] = 8V/160Ω$であり，この電流Iが60[Ω]の抵抗に流れるのでその端子電圧は，$60 \times (8/160) = 3[V]$と計算できる．なお，8Vを$100:60 = 5:3$に配分して3[V]と求めてもよい．

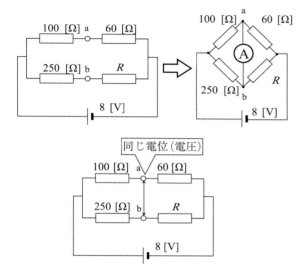

13 解：②

200[V]–800[W]なので4[A]の電流が流れていることになる．したがって，ヒーターの電気抵抗は50[Ω]．この抵抗に100[V]の電圧をかけると2[A]の電流が流れるので，電力は200[W]になる．

14 解：④

100[V]で500[W]の電熱器では，$500[W] \div 100[V] = 5[A]$の電流が流れている．したがって，この電熱器の抵抗体は$100[V] \div 5[A] = 20[Ω]$である．この長さを半分にすると抵抗の値も半分になるので，$20[Ω] \div 2 = 10[Ω]$となる．電圧を変えないので，$100[V] \div 10[Ω] = 10[A]$の電流が流れるので，$100[V] \times 10[A] = 1000[W]$の電力となる．

15 解：②

CR直列回路の場合，電源電圧$E[V]$，$E_R[V]$，$E_C[V]$の間には$E = \sqrt{E_R^2 + E_C^2}$が成立する．

16 解：②

電流が流れた瞬間，コイルに生じる誘導起電力は$L(di/dt)$であり，抵抗の端子電圧はRiである．これらの和が電源の端子電圧Eと一致する．

17 解：②

RLC回路は抵抗（R），コイル（L），コンデンサ（C）が接続する回路を意味する．コイル自体のリアクタンス（交流回路における抵抗値）が誘導性リアクタンス，コンデンサ自体のリアクタンスが容量性リアクタンスである．誘導性リアクタンスと容量性リアクタンスは下図のように打ち消し合う．リアクタンスと抵抗の成分は位相が90°ズレており，この合成インピーダンスは図のように直角三角形の斜辺に相当すると考えればよい．したがって，合成インピーダンス$X[Ω]$は$X = \sqrt{4^2 + (7-4)^2} = \sqrt{16+9} = 5$である．

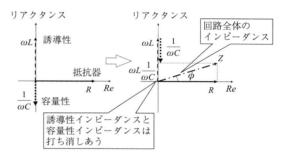

18 解：④

コンデンサおよびコイルのインピーダンス（リアクタンス）は周波数に依存するが，抵抗のインピーダンス（抵抗値）は周波数に依存しない．

〈商用交流の性質〉

19 解：③

① 商用交流の振幅は約141[V]である．② 実効値が100[V]である．④ 振幅の$1/\sqrt{2}$が100[V]である．⑤ 平均値は約90[V]程度である．

20 解：①

基本的に電力は電圧値と電流値の積である．電圧および電流の実効値はそれぞれ，最大振幅値の$1/\sqrt{2}$であるので，その積として求まる電力の割合は$1/2$になる．

21 解：②

商用交流は直流で 100[V] の電流を流したときの効力に相当する正弦波で，実効値 100[V] という．実効値は最大値の $1/\sqrt{2}$ である．測定した瞬間の正弦波の値である．実効値は直接測定することはできないので，通常は水を電熱線で加熱したときの熱量で測定する．平均値は正弦波の正の範囲をその時間で割ったもので最大値の $2/\pi$ である．

22 解：②
① 交流を直流に変換して供給する．③ フォトダイオードは光が当たらないと電流を通さないので整流には向かない．整流回路には整流ダイオードもしくはショットキー・バリア・ダイオードを用いる．④ 変圧器の巻線比で決まるのは電圧比である．⑤ 半波整流は両波整流よりもリプル率が高い．

〈医用機器の安全対策〉

23 解：③
マクロショックは人体に対する電撃の種類なので，③の電気的特性と関連する．

24 解：③
最小感知電流は 1[mA] であるとされている．

25 解：①⑤
① 人体は高周波になるほど電撃に対する反応が低くなる．つまり低周波では電流閾値が低くなる．② 人体の電気抵抗は 1[kΩ] として想定している．③ マクロショックでは 1[mA] は最小感知電流である．④ マクロショックでは 100[mA] 以上で心細動の危険性がある．⑤ ミクロショックでは心細動が数十〜数百 [μA] で誘起される．

26 解：⑤
マクロショックでの最大許容電流は離脱電流の 1/2 倍の 5[mA] と定められている．

27 解：②
心室細動の発生限界となる電流を心室細動電流という．ミクロショックではこの値を 100[μA]（=0.1[mA]）としており，その 1/10 を許容値としている．

28 解：③
商用交流での離脱電流は 10〜20[mA] とされている．

29 解：⑤
マクロショックでは，1[mA] 以下の電流は感知しないとされている．
① 0.01[mA]=10[μA] でミクロショックでも安全とされているしきい値である．② 0.1[mA]=100[μA] でミクロショックでは心室細動を生じる可能性がある．③ 最小感知電流である．④ 離脱電流である．⑤ マクロショックでは 100[mA] をこえると心室細動を生じる可能性が高くなる．

30 解：⑤
ミクロショックは 10[μA] 以下では発生しないとされている．

31 解：④
EPR（equipotential patient reference）システムは接地点を1ヶ所に集中させて，医療機器相互および患者との間の電位差を 10[mV] 以下にする方式である．

32 解：④
体内を経由して心臓に直接電流が流れても心細動を生じない電流の許容値として 10[μA] が規定されている．EPR システムは機器間の電位差でこれを越える電流値が流れないように設計されており，生体等価抵抗を 1000[Ω] として電位差の許容値を規定している．すなわちオームの法則より，$1000[\Omega] \times 10[\mu A]\ (10 \times 10^{-6}) = 10[mV]$ が計算されて規定されている．

33 解：③
① クラス II 機器は強化絶縁である．3P コンセントで保護接地を行うのはクラス I 機器である．② 内部電源機器はアース線で接地しなくてもよい．④ 2台以上の機器を同一患者に同時使用するときは，すべての機器を必ず EPR ポイントに接地する．⑤ EPR システムではすべての機器の電位差を 10[mV] 以下にする．

34 解：③
電極接着部位の疼痛や灼熱感の場合，漏電が疑われる．この場合，他の電極からの漏電も疑われるので直ちに電源コードを抜いて検査を中止する．また，漏電による傷害のほか患者自身の病態変化の可能性も考慮して直ちに担当医に連絡し，指示を待つ．

35 解：②
① ミクロショックは数十 [μA] で起こることがある．③ マクロショックは電気器具の漏電や落雷などで起こりうる．④ EPR システムはミクロショックを防止するためのもので，機器間の電位差を 10[mV] 以下にする．⑤ B 型機器は患者装着部は電気的に分離されない．分離されて心臓に適用されるのは CF 型機器である．

36 解：②
① ミクロショックは 10[μA] 以下では発生しないといわれている．③ クラス II 機器は基礎絶縁を保護手段とし，強化絶縁を追加保護手段としている．④ 人体は高周波になるほど感電する閾値が高くなる．⑤ 人体等価抵抗は約 1000[Ω] である．

37 解：②
① 保護接地と呼ばれる．③ 周波数が高いと感電の閾値は高くなるが，電圧が高ければ感電する．④ 体表に 0.1[mA] ではミクロショックは起こらない．⑤ 心臓に直接適用する機器は CF 型にする．

38 解：①⑤
② クラス II 機器は強化絶縁を追加保護手段としている．③ 商用交流に対する最小感知電流は 1[mA] である．④ 高周波ほど反応は低くなる．

39 解：④
接地を伝わって人体に逆流する可能性があるので，人体への電撃を防止するために適切とはいえない．

40 解：③
① 接地端子から大地に電流を逃がすので，同電位である必要はない．② 接地端子に接続する配線から電磁雑音（交流障害）が混入する可能性があるので，交流障害の際には接地が完全であることを確認する．③ 接地を 2ヵ所以上にすると，機器間の電位差を生じる可能性があるので，1ヵ所にまとめる．④ 鋼製の水道管は大地まで電流を通すので，応急的に接地することは可能である．⑤ 機器間の電位差を 10[mV] 以下にして，体内への漏れ電流を心細動を生じない 10[μA] 以下にするためのシステムが等電位化（EPR）システムである．

41 解：⑤
フローティングは機器から人体に対して電流が逆流してマクロショックやミクロショックが起こるのを防ぐ．

42 解：②
② 患者と大地の間の抵抗を大きくすれば，患者経由で漏れ電流が大地に流れないので，電撃が伝わらないようになる．

43 解：①
① 非接地配線方式とはフローティングのことである．フローティングでは，電源側から機器側に直接電流が流れないので，機器側で過電流が流れていても電源側には影響せず，他の機器を使用することができる．

44 解：①
② 2つ以上の機器を用いる場合は，EPR ポイントに接地する．③ シールドルームは必ず接地する．④ 肝臓の抵抗率は約 900[Ω・cm] であり，心臓・筋肉・神経の方が危険は大きい．⑤ 除細動器は 2つの電極を人体の定められた部位に接触して使用する．

45 解：④
④の記号は保護接地を表す．

46 解：④
CF 型機器を表す左右の記号は除細動器のパドルを表している．

47 解：④
追加保護接地ではなく，等電位化を表す．

48 解：②
① クラス II 機器を表す．② CF 型機器を表す．③ BF 型機器を表す．④ B 型機器を表す．⑤ 保護接地（大地）を表す．

〈フィルタ回路〉

49 解：④
時定数を小さくすると低域遮断周波数および高域遮断周波数が上昇するので，低周波成分が抑制されやすくなる．

50 解：②
図 A の回路は微分回路である．図 B の入力信号は 2 回変化しているので出力波形も 2 回変化する．

51 解：③
① 図の回路は不完全な積分回路なので，入力信号を積分した波形が出力される．② 高域信号（高周波成分）はコンデンサを通過して入力側に戻る（減衰する）ので，低域通過フィルタもしくは高域遮断フィルタとして使用する．③ RC 回路ではコンデンサの両端の端子電圧を見るので，入力信号より位相が遅れて出力信号が現れる．④ 時定数は R と C の積で表される．⑤ 遮断周波数は $1/(2\pi fC)$ で表されるので反比例する．

52 解：②
微分回路ではステップ電圧の 37% に電圧が低下するまでの時間が時定数となる．$2 \times 37\% = 0.74[V]$ となるので，グラフよりこの電圧に達する時間を読み取ると 5[ms] となる．

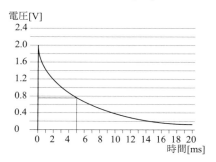

53 解：①
② 遮断周波数は $1/(2\pi CR)$ である．③ 微分回路として使用できる．④ 積分回路として使用できる．⑤ ドリフトは電圧がある一定値だけズレることで，遮断フィルタではこれを低減することはできない．

54 解：②⑤
コンデンサは高周波を通しやすく，コイルは低周波を通しやすい．
② コンデンサによって入力信号から低周波成分が遮断される．⑤ 出力信号の低周波成分はコイルを通過して信号側に帰還する．

55 解：④
① 回路の抵抗値と静電容量の積に等しい．② 低域遮断周波数が規定される．③ 基線動揺は超低周波成分による場合が多いので，低域遮断でこの周波数帯域を低減すると，この抑制に効果がある．④ 時定数が設定され，低域遮断周波数が規定される回路には，商用交流雑音を低減させる効果もある．しかし，検査で測定する項目によっては 50[Hz] の信号を含む帯域を遮断してしまうと，測定する信号の周波数成分も低減する可能性があるので，最近ではデジタルフィルタを用いる．⑤ 過渡応答に関与する．

〈周波数特性〉

56 解：⑤
図の矢印の点は低域遮断周波数を示している．低域遮断周波数では利得が約 70[%]（−3[dB]）になる．この周波数でエネルギーが 1/2（半電力点）になる．この時の周波数は $1/2\pi CR$ であり，時定数 CR により決まる．

57 解：④
周波数特性は周波数と利得の関係を表している．利得は増幅器の入力電圧と出力電圧（振幅）により決定する．

58 解：①②
① CR 直列回路のインピーダンスは $\sqrt{R^2 + (1/2\pi fC)^2}$ である．② CR 並列回路のインピーダンスは $\frac{1}{\sqrt{(1/R)^2 + (2\pi fC)^2}}$ である．③ LR 直列回路のインピーダンスは $\sqrt{R^2 + (2\pi fL)^2}$ である．④ LR 並列回路のインピーダンスは $\frac{2\pi fLR}{\sqrt{R^2 + (2\pi fL)^2}}$ である．⑤ LC 直列回路のインピーダンスは $\sqrt{(2\pi fL - 1/2\pi fC)^2}$ である．この回路は共振回路と呼ばれる．

〈半導体の性質〉

59 解：①
② トンネルダイオードは高速度スイッチやマイクロ波増幅，発振素子などに使用される．③ 発光ダイオードは可視光もしくは赤外線を放射する．④ 可変容量ダイオードは静電容量が変化する．⑤ フォトダイオードは光起電力効果により電流が流れる．

60 解：③
真空管はトランジスタより入力インピーダンスが高いが MOS 形 FET より低い．

61 解：④⑤
① 電圧制御型はFET（電界効果トランジスタ）であり，バイポーラトランジスタ（BJT）は電流制御型である．② バイポーラトランジスタは周囲の温度が上がると電流が流れやすくなる．③ 入力抵抗は概ね数十[kΩ]程度である．④ バイポーラトランジスタは電子をキャリアとするN型半導体と正孔をキャリアとするP型半導体を組み合わせて構成している．⑤ バイポーラトランジスタの端子はそれぞれエミッタ，ベース，コレクタという．FETの端子はそれぞれドレイン，ゲート，ソースという．

62 解：④
FETは電圧で電流増幅度を制御するので電圧制御型である．

〈増幅回路の性質〉

63 解：③
問題の図は反転増幅回路である．オペアンプの−端子に入力が入っており，+端子はGNDに接続しているので，出力は反転する．

64 解：②
演算増幅器は基本的に直流信号の増幅用であり，交流信号は100[kHz]以下の低い周波数にしか対応できない．

65 解：④
差動増幅器はオペアンプによって構成される．増幅度はオペアンプに接続した抵抗によって決定するので，電源電圧のわずかな変化はほとんど影響しない．

66 解：①
① 差動増幅器は同相信号を抑制する．② 周波数特性は改善されない．③ 実効増幅度を安定化するために増幅回路に負帰還の特徴．④ 基線動揺を抑制するために不分極電極を用いる．⑤ リップル率の上昇は電源回路に入力する信号波形の周波数に関連する．

67 解：④⑤
④ 外部雑音を低減するためにはフィルタ回路を用いる．⑤ 弁別比は基本的にオペアンプ自体の特性であり，負帰還をかけても改善しない．

68 解：④
① 反転増幅回路である．② 微分回路である．③ コイルはインピーダンスであるので，反転増幅回路として動作する．④ 積分回路である．⑤ +側の端子に接続したコイルは接地しているので，単なる反転増幅回路として動作する．

69 解：③
昇圧比とは変圧器の一次コイル側の電圧と二次コイル側の電圧の比を表し，増幅器の性能に関係しない．

70 解：①
② 分極を生じると正確な測定が出来ない．③ 増幅器の入力抵抗（インピーダンス）は大きいほど元の生体信号に影響を与えない．④ 前置増幅器の入力インピーダンスは高い方が望ましいのでトランジスタよりFETの方がよい．⑤ 電源のドリフトは小さい方がよい．

71 解：④
① リップルは小さいほどよい（理想は0である）．② SN（Signal to Noise）比は大きい方がよい．③ 10倍以上必要というわけではない．⑤ 入力インピーダンスは大きい方がよく，電極インピーダンスは0に近いほどよい．

72 解：①
① 周波数帯域を広くするとSN比（信号対雑音比）は低下する．② 生体信号の増幅では1000～100万倍程度に増幅する．③ 差動増幅器を用いる理由の一つに商用交流を除くことがある．④ 生体信号増幅器では入力インピーダンスを高くする．⑤ 増幅器の出力を負の入力端子に接続して負帰還をかけると理想増幅器の増幅度（∞）より増幅度の上限が下がるが安定化する．

73 解：⑤
① 生体信号を増幅する場合，目的の生体信号を取り出すためのフィルタ回路（CR回路）を経由し，時定数はフィルタ回路で決まる．② CR回路（微分回路）は低周波を低減する．③ ステップ入力に対する過渡応答では，入力電圧の63%まで上昇する時間が時定数と一致する．④ 基線の動揺は，電極における分極電圧の発生などによる低周波の混入が原因となる．時定数に関与するCR回路（微分回路）はこれを低減して，基線の動揺を抑制する．⑤ 脳波計の時定数は0.3秒もしくは0.1秒と定めら

〈増幅度・利得の計算〉

74 解：①
電流増幅率はベース電流 I_B の変化量（$= \Delta I_C$）に対するコレクタ電流 I_C の変化量（$= \Delta I_C$）の変化の割合なので，
$\Delta I_C/\Delta I_B$
$= (4.3 - 2.3)[mA]/(40 - 20)[\mu A]$
$= 100$
倍と計算できる．

75 解：④
出力電圧 e_o に帰還率 β をかけた電圧が入力側に帰還する．この帰還電圧を $e_f(= \beta e_o)$ とすると，問題の図より入力電圧 e_i より帰還電圧 e_f を引いた電圧が増幅度 A で増幅され，出力電圧 e_o になる．この関係を式で表すと，
$e_o = A(e_i - e_f) = A(e_i - \beta e_o)$
が成立していることになる．整理すると
$(1 + A\beta)e_o = Ae_i$ より，
$e_o = \{A/(1+A\beta)\} \times e_i$
より増幅率 $A/(1+A\beta)$ を得る．

76 解：②
単位を dB で表す場合の電力増幅度は出力電力を入力電力で除して得られる増幅率の対数を計算し（単位は B），この単位を dB にするために 10 倍する．したがって，$10 \log_{10}(1[W]/10[mW]) = 20[dB]$ になる．

77 解：④
電圧増幅度を dB 表記するときには $20 \times \log_{10}$（電圧増幅度）で計算する．したがって，$20 \times \log_{10} 10,000 = 80[dB]$ になる．

78 解：③
電圧増幅の利得は次の式で求める．利得 $[dB] = 20 \times \log$(出力電圧/入力電圧)．この式に，単位を考慮して数値をあてはめると，利得 $[dB] = 20 \times \log(1000[mV]/10[mV]) = 20 \times \log 100 = 40$ を得る．

79 解：②
オープンループ利得は増幅器に何も接続しない場合の増幅率であり安定しない．負帰還をかけることで増幅率が安定し増幅度は帰還率の絶対値になる．

80 解：③
一般的に増幅率は乗算で計算するが，対数で表す増幅器の利得は加算する．したがって，$60 + 20 = 80[dB]$ である．

81 解：④
同相信号除去比（CMRR）は逆相利得 − 同相利得で求める．したがって，$40 - (-20) = 60[dB]$ である．

82 解：②
図は NAND 回路を表す MIL 記号である．記号についている○は否定を意味しており，AND の記号を否定している．

〈論理回路〉

83 解：③
① NAND 回路を表す．② NOT 回路を表す．③ NOR 回路を表す．④ AND 回路を表す．⑤ OR 回路を表す．

84 解：③
① 論理積を表す．② 否定論理積を表す．④ 否定論理和を表す．⑤ 否定を表す．

85 解：④
入力 A と入力 B が 0 で一致した時のみ出力 X が 1 であり，それ以外は 0 であるので，論理和の否定すなわち NOR を表す．

86 解：⑤
ブール代数では 1 は全集合のことであり，$A + 1 = 1$ である．（恒等の法則）

87 解：③
① $A = 0$，$B = 1$ の場合は $X = 1$ となる．② $A = 1$ の場合は必ず $X = 1$ となる．③ $B = 1$ の場合は必ず $X = 1$ となる．④ $X = 1$ となるのは $A = 1$ の場合以外にも，$A = 0$，$B = 1$ の場合がある．⑤ $X = 1$ となるのは $B = 1$ の場合以外にも，$A = 1$，$B = 0$ の場合がある．

88 解：②③
① 論理和回路（OR 回路）はデジタル回路である．② 差動増幅回路はオペアンプなどを利用するアナログ回路である．③ 積分回路はオペアンプなどを利用するアナログ回路である．④ マルチバイブレータは NOT 回路等を組み合わせて構築するデジタル回路である．⑤ 計数回路（カウンタ）はデジタル回路である．

〈生体組織の性質〉

89 解：①⑤
① 生体組織は線維の方向などで異なる性質を示す．② 整合性は生体以外の材質と生体組織との適合を表す．③ 耐久性は生体以外の材質が生体内部でその性能を維持する性質を表す．④ 非毒性は生体以外の材質が，生体に対して毒性を持たないことを表す．⑤ 生体は，例えば酵素反応など，温度によって活動状態が変化するので，適性温度範囲に保つ必要がある．

90 解：②
① 細胞外液は Na^+ や Ca^{2+} などのイオンにより導電率が高い．② 脂肪組織はインピーダンスが高く，電気を通しにくいとされている．

91 解：②
① 肝臓の抵抗率は $900[\Omega \cdot cm]$ なので，導電率はこの逆数の $1.11[mS/cm]$ である．② 血液の抵抗率は $185[\Omega \cdot cm]$ なので，導電率はこの逆数の $5.41[mS/cm]$ である．③ 骨格筋の抵抗率は $1,500[\Omega \cdot cm]$ なので，導電率はこの逆数の $0.66[mS/cm]$ である．④ 脂肪の抵抗率は $10,000[\Omega \cdot cm]$ なので，導電率はこの逆数の $0.10[mS/cm]$ である．⑤ （頭蓋）骨の抵抗率は $900,000[\Omega \cdot cm]$ なので，導電率はこの逆数の $1.11 \times 10^{-3}[mS/cm]$ である．

92 解：②
導電率の逆数である電気抵抗率 $[\Omega \cdot cm]$ は，骨が900000，血液が185，肝臓が900，脂肪が10000，筋肉が1500である．この逆数を考えれば，導電率が最も大きいのは，血液である．

93 解：⑤
キャパシタはコンデンサ，インダクタはコイルに相当する．細胞膜の電気的物性は，一般的に抵抗とコンデンサの並列接続で表す．

94 解：③
① 光電管は光が当たると電子を放出する電極により，光量を電流として検出する．② 太陽電池は光のエネルギーを起電力に変換する．③ CdSセルは光が当たると抵抗値が変化する．④ フォトダイオードは光が当たると電流が変化する．⑤ フォトトランジスタはフォトダイオードとトランジスタを組み合わせたもので，フォトダイオードの電流変化を増幅する．

〈医用機器・センサの性質〉

95 解：⑤
① CdS は光を抵抗に変換する．② SQUID（Superconducting QUantum Interference Device）は磁束を電圧に変換する．③ 圧電素子は力・振動を起電力に変換する．④ サーミスタは温度変化を抵抗値の変化に変換する．⑤ ポテンショメータは変位を電気抵抗に変換する．

96 解：④
① 表皮効果とは高周波電流が導体を流れるとき，電流密度が導体の表面で高く，表面から離れると低くなる現象のことである．② ドプラ〈Doppler〉効果とは波（電磁波など）の発生源と観測者の相対的な速度の存在によって，波の周波数が異なって観測される現象のことである．③ ピエゾ〈Piezo〉効果とは圧電効果ともいい，物質に圧力を加えると，圧力に比例した分極（表面電荷）が現れる現象のことである．④ ゼーベック〈Seebeck〉効果とは熱電効果の一種で，物体の温度差が電圧に直接変換される現象のことである．⑤ ジョセフソン〈Josephson〉効果とは弱く結合した2つの超伝導体の間に，超伝導電子対のトンネル効果によって超伝導電流が流れる現象のことである．

97 解：③
① X線を検出する．② 赤外線を検出する．③ 超音波を検出する．④ 磁界中で発生した電磁エネルギーを検出する．⑤ X線を検出する．

98 解：②⑤
① 高域ろ波器は高周波成分を通過し，低周波成分を抑制する．③ 正帰還をかけると多くの場合出力は発散する．④ 変調回路は基本波に信号波を合成するアナログ回路である．

99 解：⑤
① 帯域幅はほとんど減衰せずに増幅できる周波数の帯域を表わす．雑音は発生源での電力とフィルタでの減衰などで大きさが変わり，帯域幅はほとんど影響しない．② 雑音は信号としては同相入力になるので，同相信号の除去率は大きい方がよい．③ 生体電気計測用増幅器の入力インピーダンスが大きいほど，生体の電

気信号のもつエネルギーが測定器に流入しないので，計測時における生理状態が変化しにくくなる．電極インピーダンスが小さい方が，損失なく生体電気計測用増幅器に信号が伝達されて望ましい．④ 直流を含む低い周波数領域で増幅するのは直流増幅器である．⑤ 出力側と記録装置のインピーダンスが異なっていると，増幅された出力信号が完全に記録器に伝わらず，損失や歪みを生じる．

100 解：①
① 分極電圧が生じると基線の動揺がドリフト雑音として記録される．② 高周波雑音は記録されない．③ 分極電圧は生じても 100[mV] 程度であるので，電極の発熱はほとんど生じない．④ 不分極電極では時定数の変動は生じない．⑤ 不分極電極では汗などに含まれる Cl^- などの存在で $AgCl \rightarrow Ag + Cl$ などのように化学変化を生じて電子の放出を防ぐので，金属イオンの溶出は軽減できない．

国家試験案内

【臨床検査技師】

　臨床検査には主として血球の形態や数・血液型などを調べる血液学的検査，心電図・脳波・超音波検査などの生理検査，尿や血清などの成分を分析する生化学的検査および免疫学的検査，微生物学的検査，病理学的検査などがある．これらの検査には高度な検査機器が導入されており，臨床検査技師はこれらの医療機器を駆使して患者病態に関する正確なデータを提供する．これによって，医師による正確な診断と適切な治療が可能になる．

　〔試験科目〕
　医用工学概論（情報科学概論及び検査機器総論を含む），公衆衛生学（関係法規を含む），臨床病理学総論（臨床医学総論及び医学概論を含む），臨床検査総論（検査管理総論及び医動物学を含む），病理組織細胞学，臨床生理学，臨床化学（放射性同位元素検査技術学を含む），臨床血液学，臨床微生物学及び臨床免疫学

　〈受験資格〉
　(1)　学校教育法（昭和22年法律第26号）第56条の規定により大学に入学することができる者であって，文部科学大臣が指定した学校又は厚生労働大臣が指定した臨床検査技師養成所において，3年以上，法第2条第1項に規定する検査に必要な知識及び技能を修得した者．
　(2)　学校教育法に基づく大学（同法に基づく短期大学を除く）又は旧大学令（大正7年勅令第388号）に基づく大学（以下「大学」という）において医学又は歯学の正規の課程を修めて卒業した者．
　(3)　医師若しくは歯科医師（(2)に掲げる者を除く）又は外国で医師免許若しくは歯科医師免許を受けた者
　(4)　次のいずれかに該当する者であって，大学，文部科学大臣が指定した学校又は厚生労働大臣が指定した臨床検査技師養成所において，医用工学概論，臨床検査総論，臨床生理学，臨床化学及び放射性同位元素検査技術学の各科目を修めたもの．ただし，次のいずれかに該当する者であって平成元年12月31日までに臨床生理学，臨床化学，放射性同位元素臨床検査技術，医用電子工学概論及び看護学総論の各科目を修めたものに対しても，受験資格を認める．
　　ア　大学において獣医学又は薬学の正規の課程を修めて卒業した者
　　イ　獣医師又は薬剤師（アに掲げる者を除く）
　　ウ　大学（旧大学令に基づく大学を除く）において保健衛生学の正規の課程を修めて卒業した者
　　エ　大学において医学概論，解剖学，生理学，病理学，生化学，微生物学，医動物学，情報科学概論，検査機器総論，医用工学概論，臨床血液学（血液採取に関する内容を除く）及び臨床免疫学の各科目を修めて卒業した者．ただし，平成元年12月31日までに大学において，生理学，解剖学，病理学，微生物学及び生化学の各科目を修めて卒業した者に対しても，受験資格を認める．
　　オ　外国の医学校，歯科医学校，獣医学校若しくは薬学校を卒業し，又は外国で獣医師免許若しくは薬剤師免許を受けた者
　(5)　外国の法第2条第1項に規定する検査に関する学校若しくは養成所を卒業し，又は外国で臨床検査技師の免許に相当する免許を受けた者であって，厚生労働大臣が(1)に掲げる者と同等以上の知識及び技能を有すると認めたもの
　(6)　学校教育法第56条の規定により大学に入学することができる者であって，衛生検査技師法の一部を改正する法律（昭和45年法律第83号．以下「改正法」という）の施行の際（昭和46年1月1日）現に改正法による改正前の衛生検査技師法（昭和33年法律第76号）第15条第1号の規定により指定されている学校において，3年以上，法第2条第1項に規定する検査に必要な知識及び技能の修習を終えているもの又は当該学

校において改正法の施行の際現に同項に規定する検査に必要な知識及び技能を修習中の者であって，改正法施行後にその修習を終えたもの

【臨床工学技師】

　臨床工学技士の仕事は病院の手術室・透析室・ICU・ME機器管理室などに勤務が多い．手術室では，手術の際に使用する機器の準備，使用後の機器の保守点検．また，心臓の手術時の人工心肺装置の操作，保守管理，機器不調時の対応など．透析室では，人工透析患者の血液浄化療システム．病院の中では，医者・看護師に続いて，臨床工学技士が医療行為を行う唯一の技士である．ICUでは，主に患者の人工呼吸器の操作やその他ME機器の操作・メンテナンスを行う．ME機器管理室では，手術室・ICU・病棟で使用する病院内のほとんどすべての医療機器の管理貸出し・故障，保守，修理を行う．

〔試験科目〕
　医学概論（公衆衛生学，人の構造及び機能，病理学概論及び関係法規を含む），臨床医学総論（臨床生理学，臨床生化学，臨床免疫学及び臨床薬理学を含む），**医用電気電子工学（情報処理工学を含む）**，医用機械工学，生体物性材料工学，生体機能代行装置学，医用治療機器学，生体計測装置学及び医用機器安全管理学

〈受験資格〉
(1)　学校教育法（昭和22年法律第26号）第56条の規定により大学に入学することができる者（法附則第4条の規定により，学校教育法第56条の規定により大学に入学することができる者とみなされる者を含む．以下同じ）であって，法第14条第1号の規定により文部科学大臣が指定した学校又は厚生労働大臣が指定した臨床工学技士養成所において，3年以上，臨床工学技士として必要な知識及び技能を修得したもの．

(2)　学校教育法に基づく大学若しくは高等専門学校，旧大学令（大正7年勅令第388号）に基づく大学又は臨床工学技士法施行規則（昭和63年厚生省令第19号．以下「規則」という）第13条に規定する学校，文教研修施設若しくは養成所において2年（高等専門学校にあっては，5年）以上修業し，かつ，厚生労働大臣の指定する科目を修めた者であって，法第14条第2号の規定により文部科学大臣が指定した学校又は厚生労働大臣が指定した臨床工学技士養成所において，1年以上，臨床工学技士として必要な知識及び技能を修得したもの

なお，厚生労働大臣の指定する科目は，次のとおりである．（昭和63年3月厚生省告示第97号）
　ア　人文科学のうち2科目
　イ　社会科学のうち2科目
　ウ　自然科学のうち2科目
　エ　外国語
　オ　保健体育
　カ　公衆衛生学，解剖学，生理学，病理学，生化学，免疫学，看護学概論，保健技術学，応用数学，医用工学概論，システム工学，情報処理工学，電気工学，電子工学，物性工学，機械工学，材料工学，計測工学，放射線工学概論，臨床医学概論及び内科診断学のうち8科目

(3)　学校教育法に基づく大学若しくは高等専門学校，旧大学令に基づく大学又は規則第14条に規定する学校，文教研修施設若しくは養成所において1年（高等専門学校にあっては，4年）以上修業し，かつ，厚生労働大臣の指定する科目を修めた者であって，法第14条第3号の規定により文部科学大臣が指定した学校又は厚生労働大臣が指定した臨床工学技士養成所において，2年以上，臨床工学技士として必要な知識及び技能を修得したもの

なお，厚生労働大臣の指定する科目は，次のとおりである．（昭和63年3月厚生省告示第98号）
　ア　人文科学のうち2科目
　イ　社会科学のうち2科目
　ウ　自然科学のうち2科目

エ　外国語

オ　保健体育

カ　公衆衛生学，解剖学，生理学，病理学，生化学，免疫学，看護学概論，保健技術学，応用数学，医用工学概論，システム工学，情報処理工学，電気工学，電子工学，物性工学，機械工学，材料工学，計測工学，放射線工学概論，臨床医学概論及び内科診断学のうち4科目

(4)　学校教育法に基づく大学（短期大学を除く）又は旧大学令に基づく大学において厚生労働大臣が指定する科目を修めて卒業した者

なお，厚生労働大臣の指定する科目は，次のとおりである．(昭和63年3月厚生省告示第99号)

公衆衛生学，医学概論，解剖学，生理学，病理学，生化学，薬理学，免疫学，看護学概論，応用数学，医用工学，電気工学，電子工学，物性工学，機械工学，材料工学，計測工学，医用機器学概論，生体機能代行装置学，医用治療機器学，生体計測装置学，医用機器安全管理学，臨床医学総論，関係法規及び臨床実習

(5)　外国の生命維持管理装置の操作及び保守点検に関する学校若しくは養成所を卒業し，又は外国で臨床工学技士の免許に相当する免許を受けた者であって，厚生労働大臣が(1)，(2)，(3)又は(4)に掲げる者と同等以上の知識及び技能を有すると認定したもの

(6)　臨床工学技士として必要な知識及び技能を修得させる学校又は養成所であって，法附則第2条の規定により文部大臣又は厚生大臣が指定したものにおいて，法施行の際（昭和63年4月1日）現に臨床工学技士として必要な知識及び技能の修得を終えている者又は法施行の際現に臨床工学技士として必要な知識及び技能を修得中の者であって，法施行後にその修得を終えたもの

【診療放射線技師】

以前は診療放射線技師と診療エックス線技師が存在したが，昭和58年の法改正により業務が統合され，診療放射線技師に統一された．病気やケガの診断の基礎となるレントゲン撮影が最も基本的かつ重要な業務である．しかし，現在ではエックス線はもちろんアルファ線，ガンマ線，電磁波などのさまざまな放射線を利用する照射治療法などは特にがんの治療で有効とされ，実施されており，今後の業務範囲の拡大が予想されている．

〔試験科目〕

基礎医学大要，放射線生物学(放射線衛生学を含む)，放射線物理学，放射化学，**医用工学**，診療画像機器学，エックス線撮影技術学，診療画像検査学，画像工学，医用画像情報学，放射線計測学，核医学検査技術学，放射線治療技術学，放射線安全管理学

ただし，行政事務の簡素合理化及び整理に関する法律（昭和58年法律第83号．以下「58年改正法」という）による改正前の診療放射線技師及び診療エックス線技師法（昭和26年法律第226号．以下「旧法」という）に定める診療エックス線技師試験（以下「診療エックス線技師試験」という）又は法附則第7項の規定による試験（以下「特例試験」という）に合格した者であって，受験願書にその旨を記載し，試験科目の免除を受けて診療放射線技師試験を受けようとするものについては，次の科目を免除する．

基礎医学大要，放射線生物学(放射線衛生学を含む)，放射線物理学，**医用工学**，エックス線撮影技術学，画像工学，放射線計測学，放射線安全管理学

〈受験資格〉

(1)　学校教育法（昭和22年法律第26号）第56条の規定により大学に入学することができる者（法附則第11項に規定する者を含む）であって，文部科学大臣が指定した学校又は厚生労働大臣が指定した診療放射線技師養成所において，3年以上，診療放射線技師として必要な知識及び技能の修習を終えたもの

(2)　外国の診療放射線技術に関する学校若しくは養成所を卒業し，又は外国で法第3条の規定による免許に相当する免許を受けた者であって，厚生労働大臣が(1)に掲げる者と同等以上の学力及び技能を有すると認めたもの

(3)　58年改正法の施行の際（昭和59年10月1日）現に診療エックス線技師又は診療エックス線技師試

験を受けることができた者であって，旧法第20条に規定する文部大臣が指定した学校又は厚生大臣が指定した診療放射線技師養成所において，1年以上，診療放射線技師として必要な知識及び技能の修習を終えたもの（58年改正法の施行の際現に修習中の者であって，同法施行後にその修習を終えたものを含む）

参 考 文 献

- 若山芳三郎：電気の理論，啓学出版，1977，4版
- 北村清吉・橋本享：医用工学概論，医歯薬出版株式会社，1987
- 岩波書店・理化学辞典第4版，1987
- 堀田厚生：半導体の基礎理論，技術評論社，2000
- 工事担任者デジアナ総合問題集，リックテレコム，2001
- トランジスタ技術，2000年4，8，10月号，2001年4月号，2003年4月号，CQ出版社
- 黒田徹：トランジスタ回路の設計，CQ出版社，1999
- 三宅和司：抵抗とコンデンサの適材適所，CQ出版社，2000
- 稲葉保：アナログ技術センスアップ101，CQ出版社，2001
- 松井邦彦：OPアンプの活用100の実践ノウハウ，CQ出版社，1999
- 内山明治・村野靖：オペアンプ回路，オーム社，1988
- 和田洋一：ICの製作集，科学教材社，1980
- 加藤肇・見城尚志・高橋久：図解・分かる電子回路―基礎からDOS/V活用まで―，講談社ブルーバックス，1995
- 秋冨勝：ポイントスタディ　図解電子回路の基礎，東京電機大出版局，1982
- 白土義男：ポイントスタディ　新版ディジタルICの基礎，東京電機大出版局，1993
- 白土義男：図解　ディジタルICの全て　ゲートからマイコンまで，東京電機大出版局，1984
- 藤井信生：アナログ電子回路―集積回路化時代の―，昭晃堂，1984
- 谷口慶治・若松秀俊：医用電子・生体情報，共立出版，1996
- 全国臨床検査技師教育施設協議会編：臨床検査技師国家試験問題集2001年度版　医歯薬出版
- 臨床検査技師国家試験問題注解編集委員会編：改訂版臨床検査技師国家試験問題注解'99年版，金原出版
- 厚生労働省　臨床検査技師国家試験問題2003年，2002年
- 稲田豊・藤田昌雄・山本亨編：最新麻酔科学(上・下)，改訂第2版，克誠堂出版，1995

索　引

⟨**A**⟩
A カーブ ································· 152
AC ······································· 1
alternating current ····················· 1
ampere ······························ 1, 16
AND 演算 ······························· 122
Anode(独) ······························ 70
anode ··································· 70
atom ···································· 1

⟨**B**⟩
B カーブ ································· 152
B 型 ······································ 14
band elimination filter ················· 45
band pass filter ························· 45
base ···································· 76
BEF ····································· 45
BF 型 ···································· 14
bipolar ································· 89
bipolar junction transistor ············· 76
bit ···································· 132
BJT ···································· 76
Boolean algebra ······················· 119
BPF ····································· 45
break down ····························· 72
breaker ································· 12

⟨**C**⟩
C カーブ ································· 152
calculus of propositions ··············· 119
carry over ····························· 132
cascade ································ 138
cathode ································· 70
CdS セル ······························· 148
CF 型 ···································· 14
collector ······························· 76
conductance ···························· 23
conductor ······························ 16
CR 回路 ·································· 34
CR 直列回路 ····························· 34
current amplification factor ············ 79
current transmission factor ············ 78
cycle per second ························ 3

⟨**D**⟩
D フリップフロップ ····················· 135
D ラッチ ······························· 135
dark current ·························· 161
Darlington ···························· 160
dB ······································· 88
DC ······································· 1
delay flip flop ························ 135
dielectric constant ······················ 24
dielectric substance ···················· 24

⟨**E**⟩
diode ·································· 70
direct current ··························· 1
drain ·································· 89

⟨**E**⟩
E 系列 ································· 155
effective value ·························· 3
electric capacity ······················· 24
electric charge ·························· 1
electric current ························· 1
electric field ···························· 2
electric power ··························· 2
electricity ······························ 1
electromagnetic induction ··············· 3
electron ······························· 69
electron(英) ····························· 1
electron(希) ····························· 1
emitter ································ 76
EPR system ···························· 15
EPR システム ··························· 11
EPR ポイント ··························· 15
exclusive OR ·························· 127
EXNOR 演算 ·························· 128
EXOR 演算 ···························· 127

⟨**F**⟩
fan-in ································· 120
fan-out ································ 120
farad ··································· 24
FET ································ 76, 89
Field Effect Transistor ················· 76
free electron ························ 1, 70
fuse ··································· 12

⟨**G**⟩
G. Boole ······························· 119
gate ···································· 89
generator ······························· 3

⟨**H**⟩
H レベル ······························· 119
hecto Pascal ·························· 162
henry ·································· 32
h_{FE} ··························· 82, 96
h_{fe} ·································· 96
high cut off frequency ·················· 39
high pass filter ························· 45
hole ································ 69, 76
HPF ···································· 45

⟨**I**⟩
IEC ··································· 121
InP ···································· 69
insulator ······························· 16

inverter ……………………………………… 124

⟨**J**⟩
Japanese Industrial Standard …………… 121
JFET ………………………………………… 90
JIS …………………………………………… 121
JIS 記号 …………………………………… 121
J-K フリップフロップ …………………… 137
Joule's heat ………………………………… 22
junction …………………………………… 72
junction FET ……………………………… 90

⟨**K**⟩
Kathode(独) ……………………………… 70
Kirchhoff's law …………………………… 19

⟨**L**⟩
L レベル …………………………………… 119
LC 直列回路 ……………………………… 44
LC 並列回路 ……………………………… 44
Le Système International d'Unites ……… 162
LED ………………………………………… 159
light emitting diode ……………………… 159
logic level ………………………………… 119
logical circuit ……………………………… 119
low cut off frequency …………………… 37
low pass filter …………………………… 45
LPF ………………………………………… 45
LR 直列回路 ……………………………… 39

⟨**M**⟩
macroshock ……………………………… 11
metal oxide semiconductor FET ……… 90
mho ………………………………………… 23
micro farad ……………………………… 24
microshock ……………………………… 11
MIL ………………………………………… 121
MIL 記号 ………………………………… 121
military standard ………………………… 121
Miller effect ……………………………… 89
milli bar …………………………………… 162
milli farad ………………………………… 155
milli henry ………………………………… 32
MOSFET …………………………………… 90
mutual inductance ……………………… 32
mutual induction ………………………… 32

⟨**N**⟩
N 型半導体 ……………………………… 70
N チャネル ……………………………… 89
NAND 演算 ……………………………… 125
nano farad ……………………………… 155
NEXOR …………………………………… 128
NPN 型トランジスタ …………………… 76
non-conductor …………………………… 16
NOR 演算 ………………………………… 126
NOT 演算 ………………………………… 124

⟨**O**⟩
offset ……………………………………… 103
ohm ………………………………………… 16
Ohm's law ………………………………… 16
OP アンプ ………………………………… 99

open loop gain …………………………… 101
operational amplifier …………………… 99
OR 演算 …………………………………… 123

⟨**P**⟩
P 型半導体 ……………………………… 70
P チャネル ……………………………… 89
pass band ………………………………… 45
PD ………………………………………… 159
pF ………………………………………… 24
photo diode ……………………………… 159
photo transistor ………………………… 161
photocell ………………………………… 161
photovoltaic effect ……………………… 159
pico farad ………………………………… 24
PIO ボード ……………………………… 160
PN 接合 …………………………………… 70
PNP 型トランジスタ …………………… 76
potential …………………………………… 2
power ……………………………………… 2
proton ……………………………………… 1

⟨**R**⟩
rail to rail ………………………………… 103
reactance ………………………………… 29
relative dielectric constant ……………… 24
reset-set flip flop ………………………… 134
resistance ………………………………… 16
resonance ………………………………… 44
RLC 直列回路 …………………………… 46
RLC 並列回路 …………………………… 47
R-S フリップフロップ …………… 134, 137

⟨**S**⟩
self inductance …………………………… 32
self induction …………………………… 31
short ……………………………………… 11
SI 基本単位 ……………………………… 162
SI 単位系 …………………………… 159, 162
siemens …………………………………… 23
solenoid coil ……………………………… 29
solution …………………………………… 132
source ……………………………………… 89
static electricity …………………………… 1

⟨**T**⟩
T フリップフロップ ……………… 134, 137
three-phase current ……………………… 5
time chart ………………………………… 121
timing chart ……………………………… 121
toggle flip flop …………………………… 134
tolerance ………………………………… 154
transfer of signals through varistor …… 76
transformer ……………………………… 8
transistor ………………………………… 76
triphase current …………………………… 5
truth table ………………………………… 120
TTL ………………………………… 119, 160
turbine ……………………………………… 3

⟨**V**⟩
VA …………………………………… 4, 5, 164
valuable condenser ……………………… 153

索　引

var ································· 5
Venn diagram ························· 121
volt ····························· 2, 16
volt ampere reactive ···················· 5
voltage ······························ 2

〈W〉
watt ································ 2
Wheatstone bridge ····················· 21

〈Z〉
Zener diode ························· 159
Zener effect ························ 159
ZnTe ······························· 69

α ································ 78
β ································ 79
Δ 結線 ···························· 7
$\mu\mathrm{F}$ ······························ 24

〈ア〉
亜鉛化テルル ························· 69
アース ······························ 12
アップカウンタ ····················· 138
アノード ···························· 70
暗電流 ····························· 161

〈イ〉
位　相 ·························· 28, 33
位相角 ······················· 35, 46, 47
位相差 ······························ 40
一次コイル ··························· 8
一次電圧 ····························· 8
インジウム化リン ···················· 69
インダクタンス ····················· 31
インバータ ························· 124
インピーダンス ············· 39, 45, 46, 47

〈ウ〉
ウェーバー ························· 30

〈エ〉
エネルギー準位 ····················· 159
エポキシ ···························· 10
エボナイト ·························· 16
エミッタ ···························· 76
エミッタ接地回路 ···················· 85
エミッタ電流 ················ 76, 77, 96
エミッタ・フォロワ回路 ·············· 91
演算増幅器 ·························· 99

〈オ〉
オフセット電圧 ····················· 103
オープンループ・ゲイン ············· 101
オペアンプ ·························· 99
オームの法則 ························ 16
温　度 ····························· 162
温度特性 ···························· 72

〈カ〉
開ループ利得 ······················ 101
回路図 ······························· 5
ガウス ······························ 30

拡散容量 ···························· 72
加算回路 ··························· 107
加算カウンタ ······················ 138
カソード ···························· 70
価電子帯 ··························· 159
可動コイル ··························· 8
過渡電流 ···························· 72
可変コンデンサ ····················· 153
可変抵抗 ··························· 151
カラーコード ··················· 154, 155
ガリウム化ひ素 ····················· 69
環状ソレノイド・コイル ·············· 29
乾電池 ······························· 1

〈キ〉
記憶回路 ··························· 133
帰還コンデンサ ····················· 106
帰還抵抗 ··························· 105
寄生抵抗 ···························· 23
基礎絶縁 ···························· 13
起電力 ········· 3, 6, 8, 20, 23, 30, 31, 32, 33, 159, 163
基　板 ····························· 10
逆方向接続 ·························· 70
逆方向電圧 ·························· 71
逆方向飽和電流 ······················ 71
キャリア ···························· 72
吸収の法則 ························· 131
強化絶縁 ···························· 13
共振回路 ························ 44, 48
共振周波数 ····················· 44, 47, 48
許容誤差 ··························· 155
キルヒホッフの第1法則 ·············· 19
キルヒホッフの第2法則 ·············· 19
キルヒホッフの法則 ·············· 19, 107
禁制帯 ····························· 159
金属酸化物半導体電界効果トランジスタ ··· 90
金属皮膜抵抗 ······················ 151

〈ク〉
空乏層 ························ 72, 90, 160
クラスⅠ ····························· 13
クラスⅡ ····························· 13
クランプダイオード ················ 109
クロックパルス ···················· 120

〈ケ〉
計算尺 ····························· 88
計量法 ···························· 162
結合の法則 ························ 131
ゲート ····························· 89
ゲート回路 ························ 119
ゲート並列抵抗 ····················· 89
ゲルマニウム ······················· 69
減算回路 ·························· 108
原　子 ······························· 1
検流計 ······························· 8

〈コ〉
高域遮断周波数 ···················· 39, 43
交換の法則 ························ 131
公称値 ························· 154, 155
合成静電容量 ······················· 25
合成抵抗 ···························· 17

〈コ〉

光電管 ··································· 161
光　度 ··································· 162
恒等の法則 ······························· 131
降伏現象 ································· 71
降伏電圧 ································· 71
交　流 ··································· 1
国際電気標準会議 ························· 121
固定コンデンサ ··························· 155
コレクタ ································· 76
コレクタ共通回路 ························· 91
コレクタ接地回路 ························· 91
コレクタ電流 ························· 77, 96
コレクタ飽和電圧 ························· 161
コンダクタンス ······················· 23, 163
コンデンサ ······························· 24

〈サ〉

細動誘起電流 ····························· 11
差動増幅回路 ····························· 99
差動増幅器 ··························· 99, 117
差動利得 ································· 101
差分電圧 ································· 101
三角結線 ································· 7
III-V 化合物 ····························· 69

〈シ〉

ジーナー効果 ····························· 159
時　間 ··································· 162
色　帯 ··································· 154
自己誘導 ································· 31
自然対数 ································· 88
自然放出 ································· 159
磁束の変化量 ····························· 30
磁束密度 ····························· 30, 163
実効値 ··································· 3
質　量 ··································· 162
時定数 ····························· 38, 41, 42
自動点滅器 ······························· 148
遮断器 ··································· 12
尺貫法 ··································· 162
集積回路 ································· 129
充　電 ··································· 26
自由電子 ··························· 1, 70, 76
充電時間 ································· 74
周波数 ··································· 3
充放電 ······························· 26, 29
10 進カウンタ ···························· 139
出力静特性 ······························· 79
シュミット・トリガ回路 ··················· 141
ジュール熱 ························· 11, 12, 22
ジュールの法則 ··························· 22
順方向アドミタンス ······················· 89
順方向接続 ······························· 70
順方向電圧 ··························· 71, 72
順方向電流 ······························· 71
小信号電流増幅率 ························· 96
商用交流 ································· 3
ショート ································· 11
シリコン ································· 69
真理値 ··································· 120
真理値表 ································· 120

〈ス〉

スター結線 ······························· 6
ステップ電圧 ······················ 35, 41, 42
スレシホールド電圧 ······················· 141

〈セ〉

正孔過剰状態 ····························· 72
静電エネルギー ··························· 26
静電気 ··································· 1
静電容量 ····························· 24, 72
静特性 ··································· 71
整流回路 ····························· 73, 109
整流作用 ································· 70
整流用ダイオード ························· 75
正論理 ··································· 120
積分回路 ································· 106
絶縁体 ··································· 16
接合型 FET ······························· 90
接合容量 ································· 72
絶対温度 ································· 71
接　地 ··································· 12
全加算器 ································· 133
センタ・タップ付トランス ················· 74
全波整流回路 ····························· 73

〈ソ〉

双安定マルチバイブレータ ················· 140
相互インダクタンス ······················· 32
相互誘導 ································· 31
相電流 ··································· 7
ソース ··································· 89
ソース共通回路 ··························· 89
ソース抵抗 ······························· 89
ソース・フォロワ回路 ····················· 92
素粒子 ··································· 1
ソレノイド・コイル ······················· 29

〈タ〉

ダイオードの温度特性 ····················· 72
ダイオードの静特性 ······················· 71
ダイオード・ブリッジ ····················· 74
タイミングチャート ······················· 120
タイムチャート ··························· 121
ダーリントン接続 ························· 160
ダーリントン・トランジスタ ··············· 160
単安定マルチバイブレータ ················· 140
端子電圧 ································· 17
単相交流 ································· 5
短　絡 ··································· 11

〈チ〉

置数器 ··································· 133
直流 ····································· 1
直流電流増幅率 ······················· 82, 96
直流負荷線 ······························· 80
直列接続 ······················ 17, 18, 25, 26, 39, 110

〈ツ〉

ツェナ降伏 ······························· 160
ツェナダイオード ························· 72
ツェナ電圧 ······························· 160
ツェナ電流 ······························· 160

索　引

〈テ〉

- 低域遮断周波数 ………………………… 37, 42
- 定格電圧 ………………………………………… 152
- 抵　抗 …………………………………………… 16
- 定電圧ダイオード ……… 72, 74, 75, 157, 159, 160
- デシベル ………………………………………… 88
- テスラ …………………………………… 30, 163
- デルタ結線 ……………………………………… 7
- 電　圧 …………………………………………… 2
- 電圧計 …………………………………………… 8
- 電圧降下 ………………………… 20, 23, 72, 74, 75
- 電圧増幅率 ………………………………… 101, 104
- 電　荷 …………………………………………… 1
- 電　界 …………………………………………… 2
- 電界効果トランジスタ ……………………… 76, 89
- 電　気 …………………………………………… 1
- 電気回路 ………………………………………… 5
- 電気記号 ………………………………………… 5
- 電気抵抗 ………………………………………… 16
- 電　子 …………………………………………… 1
- 電子回路 ………………………………………… 5
- 電子過剰状態 ……………………………………… 72
- 電磁石 …………………………………………… 30
- 電磁誘導 ………………………………………… 30
- 伝導帯 …………………………………………… 159
- 電　流 …………………………………………… 1
- 電流計 …………………………………………… 8
- 電流増幅率 ……………………………………… 79
- 電流輸送率 ……………………………………… 78
- 電　力 …………………………………………… 2

〈ト〉

- 同一の法則 ……………………………………… 131
- 等価回路 ………………………………… 23, 86, 130
- 同相入力電圧 ……………………………… 100, 102
- 同相利得 ………………………………………… 102
- 導　体 …………………………………………… 16
- 同調回路 …………………………………… 44, 48
- 等電位化システム ………………………… 11, 14
- ド・モルガンの法則 …………………………… 131
- トランジスタ …………………………………… 76
- トランジスタの静特性 ………………………… 79
- ドレイン ………………………………………… 89
- ドレイン共通回路 ……………………………… 92
- ドレイン抵抗 …………………………………… 89
- トレランス ……………………………………… 154
- トンネル効果 …………………………………… 160

〈ナ〉

- 内部抵抗 ………………………………………… 23
- 内部電源機器 …………………………………… 13
- 長　さ …………………………………………… 162
- 74 シリーズ ………………………… 119, 129, 148
- ナノ・ヘンリー ………………………………… 155

〈ニ〉

- 二次コイル ……………………………………… 8
- 二次電圧 ………………………………………… 8
- 2 進カウンター ………………………………… 138
- 二進数 …………………………………………… 132
- 入力オフセット電圧 …………………………… 103
- 入力抵抗 ……………………………… 89, 90, 91, 105
- II–VI 族化合物 ………………………………… 69

〈ネ〉

- ネガティブエッジ ……………………… 120, 137

〈ハ〉

- バール …………………………………………… 5
- 排他的否定論理和 ……………………………… 128
- 排他的論理和 …………………………………… 127
- ハイパス・フィルタ …………………………… 45
- バイポーラ・ジャンクション・トランジスタ … 76
- ハウスナンバー ………………………………… 157
- 発光ダイオード ………………………………… 159
- 発電機 …………………………………………… 3
- バリコン ………………………………………… 153
- 範囲図 …………………………………………… 121
- 半加算器 ………………………………………… 132
- 半固定抵抗器 …………………………………… 110
- 反対位相入力電圧 …………………………… 100, 102
- 反転効果 ………………………………………… 90
- 反転増幅回路 …………………………………… 104
- 反転入力端子 …………………………………… 100
- 半導体 …………………………………………… 70
- バンド・エリミネーション・フィルタ ……… 45
- バンドギャップ ………………………………… 159
- バンドパス・フィルタ ………………………… 45
- 半波整流回路 …………………………………… 73

〈ヒ〉

- 光起電力効果 ……………………………… 159, 161
- ピコファラッド ………………………………… 24
- ヒステリシス ……………………………… 141, 148
- 皮相電力 ………………………………………… 4
- 否定排他的論理和 ……………………………… 128
- 否定論理積 ……………………………………… 125
- 否定論理和 ……………………………………… 126
- 非同期式 2 進カウンタ回路 …………………… 139
- 非反転増幅回路 ………………………………… 105
- 非反転入力端子 ………………………………… 100
- 微分回路 ………………………………………… 105
- ヒューズ ………………………………………… 12
- 比誘電率 ………………………………………… 24

〈フ〉

- ファンアウト …………………………………… 120
- ファンイン ……………………………………… 120
- ブール代数 ……………………………………… 131
- フォトダイオード ……………………………… 159
- 復元の法則 ……………………………………… 131
- 物質量 …………………………………………… 162
- 不導体 …………………………………………… 16
- 不平衡三相負荷 ………………………………… 6
- ブリッジ回路 …………………………………… 22
- フリップフロップ ……………………………… 140
- フリップフロップ回路 …………………… 120, 133
- プリント基板 …………………………………… 10
- ブレーカー ……………………………………… 12
- 負論理 …………………………………………… 120
- 分光感度 ………………………………………… 159
- 分配の法則 ……………………………………… 131
- 分　流 …………………………………………… 8

〈ヘ〉

- 閉回路 ……………………………………… 19, 20, 22
- 平滑回路 ………………………………………… 74

平滑用コンデンサ ……………………………… 74
平衡三相負荷 …………………………………… 6
並列共振 ………………………………………… 45
並列共振回路 …………………………………… 45
並列接続 ………………………… 17, 18, 19, 25
ベース …………………………………………… 76
ベース電流 ……………………………… 77, 96, 161
変圧器 …………………………………………… 8
変圧比 …………………………………………… 8
ベン図 ………………………………………… 121
ヘンリー ………………………………………… 32

〈ホ〉
ホイートストン・ブリッジ …………………… 21
方形波電圧 ……………………………………… 35
法定計量単位 ………………………………… 162
放電 ……………………………………………… 26
補元の法則 …………………………………… 131
保護回路 ……………………………………… 109
保護形式 ………………………………………… 13
保護接地 ………………………………………… 13
保護程度 ………………………………………… 14
星形結線 ………………………………………… 6
ポジティブエッジ ……………………… 120, 137, 138
補数 …………………………………………… 132
ボルツマン定数 ………………………………… 72
ボルテージホロワ回路 ……………………… 109
ボルトアンペア ………………………………… 5, 164

〈マ〉
マイクロファラッド …………………………… 24
巻数比 …………………………………………… 8
巻線比 …………………………………………… 8
マクロショック ………………………………… 11
マルチバイブレータ ………………………… 141

〈ミ〉
ミクロショック ………………………………… 11
脈動電圧 ………………………………………… 74
ミラー効果 ……………………………………… 89

〈ム〉
無安定マルチバイブレータ ………………… 140
無効電力 ………………………………………… 4

〈メ〉
命題算 ………………………………………… 119

〈モ〉
漏れ電流 ………………………………………… 72

〈ヤ〉
ヤード・ポンド法 …………………………… 162

〈ユ〉
有効電力 ………………………………………… 4
誘電損 …………………………………………… 27
誘電体 …………………………………………… 24
誘電率 …………………………………………… 24
誘導リアクタンス ……………………………… 33

〈ヨ〉
陽子 ……………………………………………… 1

容量リアクタンス ……………………………… 29

〈ラ〉
ラッチ回路 …………………………………… 135

〈リ〉
リアクタンス ……………………………… 29, 33
理想コイル ……………………………………… 39
理想ダイオード ………………………………… 72
利得 ……………………………………………… 85

〈レ〉
レール to レール …………………………… 103

〈ロ〉
漏電遮断器 ……………………………………… 12
ローパス・フィルタ …………………………… 45
ロジックレベル ……………………………… 119
論理演算 ……………………………………… 119
論理回路 ……………………………………… 119
論理積 ………………………………………… 122
論理表 ………………………………………… 120
論理和 ………………………………………… 123

〈ワ〉
ワンショットマルチバイブレータ ………… 140

〈著者紹介〉

若松　秀俊（わかまつ　ひでとし）
1972 年　横浜国立大学大学院修士課程修了
専門分野　医用理工学
現　在　東京医科歯科大学名誉教授
　　　　工学博士（東京大学）

本　間　達（ほんま　さとる）
2002 年　東京医科歯科大学大学院博士課程修了
専門分野　医用理工学
現　在　東京医科歯科大学大学院保健衛生学研究科助教
　　　　博士（保健学）．臨床検査技師

医用工学　　　　　　著　者　若松　秀俊　©2016
医療技術者のための　　　　　　本間　達
電気・電子工学　　　発行者　南條　光章
〔第2版〕

2003 年 12 月 20 日　初版 1 刷発行
2016 年 2 月 25 日　初版 11 刷発行
2016 年 11 月 25 日　第 2 版 1 刷発行
2019 年 3 月 20 日　第 2 版 2 刷発行

発行所　共立出版株式会社
〒112-0006
東京都文京区小日向 4 丁目 6 番 19 号
電話　03-3947-2511
振替口座　00110-2-57035 番
URL　www.kyoritsu-pub.co.jp

印　刷　横山印刷
製　本　ブロケード

一般社団法人
自然科学書協会
会員

検印廃止
NDC 492.8
ISBN978-4-320-06183-5　　Printed in Japan

JCOPY ＜出版者著作権管理機構委託出版物＞
本書の無断複製は著作権法上での例外を除き禁じられています．複製される場合は，そのつど事前に，
出版者著作権管理機構（TEL：03-5244-5088，FAX：03-5244-5089，e-mail：info@jcopy.or.jp）の
許諾を得てください．

■電気・電子工学関連書

http://www.kyoritsu-pub.co.jp/　共立出版

- 工学公式ポケットブック 第2版・・・・・・・・・太田　博訳
- 理工系のための実践・特許法 第3版・・・・・・古谷栄男著
- 電気・電子・情報通信のための工学英語・・・奈倉理一著
- 電気数学 ベクトルと複素数・・・・・・・・・・安部　實著
- ナノの本質 ナノサイエンスからナノテクノロジーまで・・・木村啓作他訳
- ナノ構造の科学とナノテクノロジー 量子デバイスの基礎を学ぶために・・・吉村雅満他訳
- ナノ構造磁性体 物性・機能・設計・・・・・・・電気学会編
- 磁気イメージングハンドブック・・・・・・日本磁気学会編
- 磁気工学の基礎Ⅰ・Ⅱ（共立全書200・201）太田恵造著
- 新・走査電子顕微鏡・・・・・・・日本顕微鏡学会関東支部編
- 電気工学への入門・・・・・・・・・・・・・・・江村　稔著
- 医用工学 医療技術者のための電気・電子工学 第2版・・・・若松秀俊他著
- エレクトロニクス入門・・・・・・・・・・・・・田頭　功著
- わかりやすい電気機器・・・・・・・・・・・天野耀鴻他著
- 電気材料 改訂4版・・・・・・・・・・・・・・・鳳　誠三郎著
- 大学生のためのエッセンス 量子力学・・・沼居貴陽著
- 大学生のためのエッセンス 電磁気学・・・沼居貴陽著
- 基礎 電磁気学・・・・・・・・・・・・・・・・・裏　克己著
- 電磁気学・・・・・・・・・・・・・・・・・・大林康二著
- 電磁気学 基礎と演習・・・・・・・・・・・・松本光功著
- エッセンス 電気・電子回路・・・・・・・・佐々木浩一他著
- わかりやすい電気・電子回路・・・・・・・・田頭　功著
- 詳解 電気回路演習 上・下・・・・・・・・・大下眞二郎著
- 演習 電気回路・・・・・・・・・・・・・・・・・庄　善之著
- テキスト 電気回路・・・・・・・・・・・・・・・庄　善之著
- 電気回路・・・・・・・・・・・・・・・・・山本弘明他著
- 電気回路・・・・・・・・・・・・・・・・・大下眞二郎著
- 例解 アナログ電子回路・・・・・・・・・・・田中賢一著
- 本質を学ぶためのアナログ電子回路入門・・・宮入圭一監修
- 基礎電子回路入門 アナログ電子回路の変遷・・・村岡輝雄著
- 電子回路 基礎から応用まで・・・・・・・・・坂本康正著
- 基礎から学ぶ電子回路 増補版・・・・・・・坂本康正著
- 情報系のための基礎回路工学・・・・・・・・亀井且有著
- 学生のための基礎電子回路・・・・・・・・・亀井且有著
- 例題演習電子回路 アナログ編・・・・・・・尾崎　弘他著
- 電子回路 ディジタル編・・・・・・・・・・・尾崎　弘他著
- マイクロ波電子回路 設計の基礎・・・・・・谷口慶治著
- マイクロ波回路とスミスチャート・・・・・・谷口慶治著
- コンピュータ理解のための論理回路入門 村上国男他共著
- 論理回路工学・・・・・・・・・・・・・・久津輪敏郎他著
- 論理回路 基礎と演習・・・・・・・・・・・・房岡　璋他著
- ディジタル回路設計・・・・・・・・・・・・江端克彦他著
- 入門 ディジタル回路・・・・・・・・・・・・山本敏正著
- 線形回路解析入門・・・・・・・・・・・・・鈴木五郎著
- 入門 固体物性 基礎からデバイスまで・・・斉藤　博他著
- 非同期式回路の設計・・・・・・・・・・・・米田友洋訳
- C/C++によるVLSI設計・・・・・・・・・大村正之他著
- HDLによるVLSI設計 第2版・・・・・・・・深山正幸他著
- Verilog HDLによるシステム開発と設計・・・高橋隆一著
- 実践 センサ工学・・・・・・・・・・・・・・谷口慶治他著
- パワーエレクトロニクス・・・・・・・・・・・平紗多賀男編
- PWM電力変換システム・・・・・・・・・・・谷口勝則著
- ディジタル通信 第2版・・・・・・・・・・・大下眞二郎他著
- 入門 電波応用 第2版・・・・・・・・・・・・藤本京平著
- 基礎 情報伝送工学・・・・・・・・・・・・古賀正文他著
- 伝送回路 第2版・・・・・・・・・・・・・・・瀧　保夫著
- 光通信工学・・・・・・・・・・・・・・・・・左貝潤一著
- 情報通信工学・・・・・・・・・・・・・・・・・岩下　基著
- 新編 図解 情報通信ネットワークの基礎・・・田村武志著
- コンピュータビジョン アルゴリズムと応用・・・玉木　徹他訳
- コンピュータビジョン・・・・・・・・・・・・・大北　剛訳
- 画像メディア工学 イメージ解析から出力まで、初心者のためのマルチメディア入門書・・・田中賢一著
- 画像伝送工学・・・・・・・・・・・・・・・・奈倉理一著
- 画像処理工学 基礎編・・・・・・・・・・・谷口慶治編
- 画像処理工学 応用事例編・・・・・・・・・谷口慶治他編
- デジタル画像処理 (Rで学ぶデータサイエンス 11) 勝木健雄他著
- 画像処理 (未来へつなぐデジタルシリーズ 28)・・・白鳥則郎監修
- 画像認識システム学・・・・・・・・・・・・大崎紘一他著
- 複雑系フォトニクス レーザカオスの同期と光情報通信への応用・・・内田淳史著
- ウェーブレットによる信号処理と画像処理・・・中野宏毅他著
- 信号処理の基礎・・・・・・・・・・・・・・・谷口慶治編
- 統計的信号処理 信号・ノイズ・推定を理解する 関原謙介著
- ベイズ信号処理 信号・ノイズ・ベイズ的に考える 関原謙介著
- 放電応用技術 加工・溶接／環境改善／カーボンナノチューブ・・・谷口慶治他著